U0002551

養氣血先養脾胃

蘇鳳哲、路潔——著

路志正——總顧問

中醫大師
無病到天年的養生方

序

　　隨著中醫文化知識的普及和人們生活水準的提高，養生、長壽成了熱門話題。古往今來，沒有哪一個人不希望自己長壽，不論是古代的帝王將相，還是當今的白領名流，都夢想得到中醫的養生之術，尋求長生不老的妙方。翻開中醫的經典著作《黃帝內經》，首篇所論述的就是養生，説明中醫的養生之道已有幾千年的歷史。在《素問·上古天真論》中又指出：「余聞上古有真人者，提挈天地，把握陰陽，呼吸精氣，獨立守神，肌肉若一，故能壽蔽天地，無有終時。」這段文字説明：人若能真正做到回歸自然，把握自然陰陽變化的規律，精神內守，保持身體協調健康，就能與天地同壽。當然，長生是不可能的，但通過調養，可以祛病延年，達到「度百歲乃去」。實踐證明，凡掌握養生之術者，多能長壽，這在中國古代的著名中醫學家中，不乏其例。如唐代「藥王」孫思邈活了102歲；宋代醫家成無已活至93歲；明代的冷謙精於養生之道，據《明史》記載他活到150歲，堪稱世界之最了。自古無論是名醫，還是一介平民，是儒家、道家、書畫家，還是社會各界名流，凡長壽者，都是因為遵循了養生之道，並根據個人的情況，行之有法，持之以恆，使身體保持陰陽平衡的結果。這告訴我們，只要懂得養生的道理，並身體力行，我們是可以長壽的。

　　人生活在自然界之中，人體五臟的功能與自然界是相通的，中醫稱之為「天人相應」。如一年之中，春應於肝，夏應於心，秋應於肺，冬應於腎，脾胃不獨主時，應於四季之末。四季養生就是順應四季的特點來保養五臟，而五臟之中，唯有脾胃與四季都相關，所以，四季養

生以脾胃的調養最重要。中醫把脾胃喻為「後天之本」「氣血生化之源」，明代著名醫家張景嶽提出「養生家必當以脾胃為先」，說明了養生護脾胃的重要性。當然，養生包括順應自然、身心調養、生活起居、飲食、運動等多方面的保健知識，我們每個人都應依據自己所處的環境和身體條件，制訂一個切實可行、行之有效的養生方案，這也就是您的健康處方。

　　作為中醫工作者，宣傳中醫的養生保健知識是我們的責任和義務，我的博士後研究生蘇鳳哲和我的小女路潔及我的部分弟子，將我平時的養生經驗予以總結，編寫了《養氣血先養脾胃：中醫大師無病到天年的養生方》一書。本書分為六個部分，首先告訴大家四季養生重在調養脾胃；然後再講春、夏、秋、冬四季如何調氣血、怡情志、適當飲食，最後還加入了常見病的調理方法。我自幼學醫，至今已行醫七十多年。如今，我年過九旬，這一生積累了不少養生保健的經驗，在這裡介紹給大家，希望對大家有所借鑒或起到拋磚引玉的作用。養生貴在堅持，如能制定目標並持之以恆，「同登壽域，天年可期」是我最大的祝願。

路志正

目錄

• 第三章 •

炎炎夏季，養心防暑健脾胃

• 第四章 •

秋季養生三部曲：補脾、潤肺、養腎

• 第五章 •

冬季養生，重在養腎固精

• 第六章 •

常見疾病的四季調養

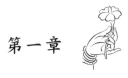

第一章

四季養生，調養脾胃是根本

中醫稱脾胃為後天之本。我們吃下去的東西都要經過脾胃的消化才能被人體吸收，從而生化氣血，營養全身。一旦脾胃虛弱，就會造成全身營養缺乏，引發各種疾病。所以，路老認為：四季皆可傷脾胃，人要健康長壽，一年四季都要護好脾胃才能保證五臟功能正常。這是四季養生的根本和重中之重。

脾胃為後天之本，一年四季都要養脾胃

中醫把脾胃稱為後天之本，為什麼是後天之本呢？我們要健康地活著就要吃東西，而吃下去的東西要依靠脾胃的運化才能被人體消化吸收，如果脾胃的運化功能出了問題，就會直接影響到營養物質的吸收，從而對人體健康產生影響。所以，養生之道應以調養脾胃為先。明代著名中醫藥學家張介賓（號景嶽）在《景嶽全書》中就指出：「胃氣為養生之王……是以養生家必當以脾胃為先。」國醫大師路志正教授深諳中醫經典，在繼承金元時期脾胃大家李東垣「內傷脾胃，百病由生」的基礎上，做了進一步的闡發，他在臨床實踐中體會到，隨著時代的變遷，飲食和生活習慣的改變，社會環境的差異，東垣時代的脾胃論與現代社會豐衣足食、物質文明高度發達，人們過食肥甘厚味、起居無常、勞逸過度、工作精神壓力大所造成的脾胃病已發生了巨大的變化，除外感「風、寒、暑、濕、燥、火」之六淫致病外，工業廢水、汽車廢氣等造成的大氣汙染成為新的外感致病因素，而飲食肥甘厚膩、吸煙嗜酒、貪食冷飲、過度勞心、安逸過度、缺乏鍛鍊、工作壓力大所造成的情志不暢等成為現代內傷脾胃的主要因素。脾胃為後天之本，全身營養之精微全靠脾胃的運化轉輸，若脾胃功能受損，則運化失常，體內的水分不能正常代謝，停聚而生濕、生痰，影響氣血的運行而變生各種疾病。如冠心病、高血壓、高脂血症和糖尿病等現代的常見病、多發病，均與脾胃的運化失常有關，路老主張這些疾病均可從調理脾胃入手治療。

一年四季中，春季主陽氣升發，內應於肝，春天陽氣升發不起來或生發太過，都會對肝造成傷害，而肝病會損傷脾胃，造成脾胃病變。因此，春季養肝

的同時也要護脾胃，在飲食上應做到「少酸增甘」，即少吃酸的食物，適當多吃甜食。夏季暑熱多雨，長夏應於脾，暑熱容易與濕邪相合，侵犯脾胃，導致脾胃濕熱，多發腸道疾患。人們在夏季發生腹瀉的情況要遠遠多於其他季節，這其實就是脾胃受到傷害的表現。秋季主燥，內應於肺，肺與脾胃同主氣，初秋時節，暑濕尚未散去，脾胃功能尚未恢復，很容易受傷。冬季天氣寒冷，內應於腎，寒冷傷腎而累及脾胃。所以路老認為：四季皆可傷脾胃，一年四季都要養好脾胃，才能確保五臟功能的正常。

經過幾十年的探索，路老用調理脾胃法治癒了很多疑難疾病。

記得那是1994年11月的一天，路老為一個姓倪的小患者看診，她的症狀非常奇怪，雙手指甲萎縮不生長，好幾個月都不用剪指甲，來找路老診斷之前，已經看過很多中醫、西醫，吃了各種各樣的藥，情況不但沒好轉，反而出現了精神不振、疲倦嗜睡、雙膝關節冷痛、食欲下降等症狀。孩子的母親憂心忡忡，四處求醫，聽別人說路老醫術高明，特來求治。

像小女孩這種指甲停止生長的患者，在臨床上非常罕見，歷代醫書中也沒有相關記載，治療上無從下手，但路老通過縝密的辨證思維和嚴謹的組方用藥，只用了20多天就使這位小患者的病情很快有了好轉。這主要還是得益於他對中醫典籍的精通。跟學生們講到這個病例的時候，路老說，《黃帝內經》中講到「爪為筋之餘」，而且「肝主身之筋膜」「肝藏血」，因此，爪甲的病變，實際上是肝功能失調在局部的表現之一。肝血的盛衰可以影響爪甲的色澤榮枯，同時肝血的旺盛又依賴於脾氣的健旺，因為「脾為後天之本」，氣血生化之源。這個小女孩腎氣未盛，精氣未充，木少滋榮，而使肝血虧虛，從而造成指甲不生長。治療宜從肝脾腎入手，滋水涵木，培土扶元，使血氣旺、肝血充、腎氣盛，達到強筋健骨、促使指甲生長的目的。

　　講這個病例，只是想告訴大家脾胃的重要性。人每天都要吃東西，我們吃的東西首先要經過胃的腐熟消化，再通過脾將水谷之精微「散入肝」「入於心」「貫於肺」，和調於五臟，灑陳於六腑，以營養四肢、皮毛、筋骨、肌肉等組織，推動機體的新陳代謝，維持正常生命。所以，脾胃功能的強弱，決定機體的盛衰。脾胃運化有力，才能化生精微而充養氣血、臟腑筋脈、四肢百骸。

　　古人早已指出，調理脾胃是強壯身體、袪除疾病的重要環節。治療疾病時，如果注意保護胃氣，增長正氣，慢性病就能逐漸恢復，即使是危重病人，也可以延長生命。明朝著名醫家張景嶽就提出「治脾胃以安五臟」的說法，所以很多慢性病或者久治不愈的病人，如果能好好運用調理脾胃這一法則，使五臟恢復平衡，就能在很大程度上改善健康狀況。

健康飲食就是給脾胃最好的呵護

　　我們經常說「病從口入」，很多病都是吃出來的，這不是危言聳聽。不過，路老認為如今「病從口入」的含義和過去大有不同。之前說「病從口入」，是因為人們的生活水準低、衛生條件差、吃的東西不乾淨，從而導致一些腸道感染性疾病，如寄生蟲病、消化系統疾病等。但是隨著社會的進步、人們生活水準的提高和飲食結構的改變，導致疾病的罪魁禍首從過去的飲食「不潔」變成了飲食「不節」：吃得過於精細，長期攝入高熱量，大魚大肉……所以現在患糖尿病、高脂血症以及心腦血管病的人逐漸增多。一些艱苦奮鬥多年後事業有成的人，正值盛年就出現了冠心病、中風等疾病，有的未滿50歲，已經做了幾個支架，這些都跟飲食有關。

其實，關於「病從口入」，我們的祖先早在2000多年前就已經發現了。《黃帝內經》中說道，「膏粱之變，足生大疔」「其人必數食甘美而多肥，肥者令人內熱，甘者令人中滿」，這裡的「大疔」指的是化膿性皮膚感染，相當於糖尿病併發皮膚感染，「內熱、中滿」相當於代謝症候群的痰濕體質，這些都屬於現代文明病，是心腦血管病發病的基礎。為什麼「數食甘美而多肥」會導致各類疾病呢？這還是要從脾胃說起。

脾胃接受水谷及水液，通過本身的運化，將精微物質輸送到全身，排出代謝產物，是食物、水液代謝的中轉站，這好比黃河、長江上的大壩水利樞紐，如果它的功能正常，就能合理運用水力資源；如果它出現問題，水濕就會氾濫成災，水濕積聚為痰，痰濕潴留體內就會形成高血脂、高尿酸、高血糖、肥胖，久之導致動脈硬化、高血壓、心腦血管等疾病。

瞭解了脾胃的「工作原理」，我們就不難理解「大部分病是吃出來的」這句話的含義。那麼，日常飲食中應該怎樣調養脾胃呢？路老經常強調以下幾點：

首先要減輕脾胃的負擔，飲食不宜過飽。過去有古語叫「少食增壽」「若要安，自帶三分饑和寒」。唐代著名醫學家孫思邈活到100多歲，他的長壽祕訣就是「腹中食少，心中事少」。

再就是飲食要有規律，按時吃飯，不能饑飽無常，這也是保養脾胃的重點。

還要注意均衡飲食，過去有句話叫「胃以喜為補」，就是喜歡吃什麼表明你的身體需要什麼，比如你這段時間喜歡吃酸的，可能就是身體機能的需求。不過，這話只說對了一半，還要加上「即使想吃也要適可而止」。中醫認為，五臟各有所喜，五味分入五臟，長期過量食用某一種食物，會損傷所入臟腑的功能，從而導致疾病。

另外，注意清淡飲食也很重要。調查發現，某些地區癌症高發，與當地居民的水土和不良飲食習慣有一定的關係。肥胖的人，大都是飲食過盛、活動量小、油膩食物吃多造成的。飲食過鹹，則是導致高血壓的重要原因。現在常見的代謝症候群病人，多是飲酒過量、營養過盛造成的，因此飲食一定要有節制，喜歡吃的不要多吃，更要避免過多的膏粱厚味。

當然，調養脾胃只靠節食還不夠，尤其人到中年以後，脾胃的運化功能逐漸減弱，要想防止「三高」，就要注重調補脾胃。

路氏養生妙方之

調補脾胃

1. 常吃一些健脾祛濕的食品，如薏仁、紅豆、山藥熬粥。

2. 常喝茶，可以將荷葉、炒麥芽、山楂泡茶飲用。

3. 按摩一些健脾的穴位，如每天晚上按摩足三里。足三里這個穴位於膝關節犢鼻穴下三寸。犢鼻穴指的是膝關節下方有兩個窩，像兩個牛鼻孔，犢鼻穴下三寸，脛骨旁開一寸（一寸就相當於你的大拇指寬度），就是足三里。按摩穴位一般以手指或指關節點壓、按揉，以有酸、麻、脹的感覺為度。每次3分鐘左右，每日上午9時為宜。還可以用艾條，每天灸這個穴位，古人常言道：「若要身體安，三里常不乾」，說的就是長期艾灸足三里可保身體健康。

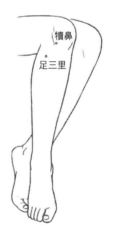

四季濕邪多傷人，袪濕調脾有妙招

在路老身邊侍診時，見過這樣一位男性患者，大概有40多歲，穿著打扮都很講究，看上去紅光滿面，神采奕奕，典型的成功人士。開始還以為他是陪別人來看病的，因為他的樣子看上去沒什麼問題，但他一進診間就開始訴苦：「路老，您快給我看看吧。我身體一直都挺好的，可最近這段時間老覺得特別累，爬三、四層樓就非常喘。動不動還會頭暈，早晨起床就像一整個晚上都在工作似的，感覺非常疲憊，全身酸得難受，一點也不想起床。白天還很容易打瞌睡。我老婆跟我開玩笑說我是更年期，您說我剛四十出頭，不至於吧？」

路老耐心聽他說完，然後微笑著讓他坐下，開始把脈。路老問他有沒有檢查過身體，他說查過，血糖、血脂、尿酸、血壓都高，西醫開了七、八種藥，有降糖的、降脂的、降壓的、降尿酸的……但吃了都不是很管用。路老又看了他的舌苔，問了二便，然後說：「你吃得挺好吧？」這位老闆愣了一下：「是啊，人到中年了，要注意補一下，老婆在家沒事，經常給我煲各種滋補湯。不過我在家吃不了幾次飯，常有飯局。應酬客戶，沒辦法！」路老接著說：「你這病就是吃出來的，以後記著多吃點清淡的東西。」然後給他開了方子。

之所以要講這個患者的故事是因為他很有代表性，歷經拚搏後事業有成，但身體卻垮了。就像他說的「在家吃不了幾次飯，常有飯局」，偶爾在家吃飯，老婆還會給煲滋補湯，這樣飲食沒有節制，脾胃根本無法承受這些「膏粱厚味」，代謝失常，於是堆積在體內形成了痰濕體質。治療上就要除掉他體內的痰濕，這樣血糖、血脂、血壓等各項指標才能降下來。路老給他開的方子旨

在健脾袪濕、化濁，並囑咐他要節制飲食，加強鍛鍊。三個月後，患者精神清爽，各種症狀基本上都消失了。

路老認為，大部分現代人都是痰濕體質。中醫所說的濕，實際上包括兩種情況：一種是外濕，是自然界潮濕環境造成的，多見於南方梅雨季節；另一種是內濕，這是人體水液代謝失常後出現的一種病理產物，也就是說體內水分過多或代謝廢物排泄不暢，日久就形成痰濁或痰濕。

這好比自然界中治水一樣，江河湖泊各行其道，天地陰陽相交，風雨霧露適當，就是人們說的風調雨順，整個自然界很和諧；反之，江河阻塞、氾濫成災，就會造成局部水氣過多，影響生態平衡。中醫把人體比喻為一個小宇宙，脾胃相當於宇宙間的水利樞紐，只有這個樞紐正常運轉，才不會造成水濕氾濫。但如果平時不注意，損傷了脾胃，就會導致痰濕。

怎樣才能讓身體遠離痰濕的困擾呢？路老給了大家幾點建議。

路氏養生妙方之

遠離痰濕

1. 儘量避免長期生活在潮濕的環境。長期居住在這種環境中的人，平時應多食用一些有化濕健脾作用的食物，如：薏仁茯苓粥、荷葉茶、五爪龍燉肉、蘇子拌菜、黃芪、人參、茯苓燉雞、生薑炒肉等。

2. 保持良好心態，心情舒暢有助於脾胃健運。

3. 多做有氧運動，動則升陽，脾陽一升，水液自能運轉。

4. 節制飲食，避免大量飲酒，酒能助濕。同時少吃大魚大肉，因為肥甘厚味除了會滋膩礙胃，也能助濕。

5. 調整起居時間，勞逸結合，儘量不熬夜，確保充足的睡眠。中醫有句話叫「思慮傷脾」，長期過度的腦力勞動也是影響脾胃功能的重要因素。

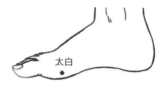

太白

6. 經常按摩太白穴和足三里穴。太白穴是脾經的原穴，在腳的內側面，大腳趾骨節後下方凹陷處，腳背、腳底交界。足三里的位置我們在前面已經說明過了。每次按摩這兩個穴位3～5分鐘，以酸、麻、脹為度，有健脾祛濕的作用。

上述方法是路老日常養生的妙方，如果症狀嚴重，通過自我調理仍無法緩解，還是應該及時求醫治療。

飯後散步養身心，輕鬆活到九十九

一般人都知道「飯後百步走，活到九十九」。特別是如今很多人的工作是一天到晚對著電腦，一坐就將近十個小時，對於這些人來說，散步是非常好的運動和養生方式。另外，像從事教師等職業的人，每天站立的時間比較長，經常散步也能促進血液回流。散步還可以讓我們疲憊的神經細胞得到充分的休息，從而促進和改善睡眠；散步時，腹部的肌肉隨之運動，相當於對胃腸道進行按摩，可促進胃腸的蠕動，增進腸道的消化和吸收，對改善消化不良、便祕等都有不錯的效果。

　　結束了一天繁忙的工作，晚飯後抽出時間散散步，對身心健康的確非常有益。不過，路老提醒大家，飯後胃正處於充盈狀態，由於消化的需要，大部分血液供應會集中於胃腸，若胃中的食物還沒有完全被消化吸收的時候就散步，一部分血液會轉移到四肢運動系統，胃會因血液供應不足，消化液的分泌就會減少，消化能力也大大下降，這樣容易誘發功能性消化不良，久之會導致胃黏膜病變。同時，飯後食物存留胃中，加重了胃的負擔，這時如果快走，還會造成胃下垂等疾病。所以，飯後百步走也是有講究的。

　　首先是走的時間，應在飯後半小時至一個小時後再行走，讓胃中的食物有充足的消化時間。如患有肝炎、胃下垂的病人，由於消化吸收能力差，食物吸收時間長，最好飯後休息一個小時以上再行走。心腦血管疾病患者則不提倡飯後行走，因為飯後血液供應大多集中到胃部，行走時血液又轉移到四肢，心腦血管血液相對減少，這時容易誘發心腦血管疾病。高血壓、動脈硬化的病人同樣不適合飯後馬上運動。晚餐也不要吃得太飽，吃到七、八分飽就可以了。

　　再就是散步的時間以一個小時為宜。不過這也不是千篇一律的，每個人應該根據自己的身體狀態來定，以輕鬆舒展，不疲倦為好。

　　散步的姿勢應該是抬頭、挺胸、邁大步，雙臂要隨步行的節奏有力地前後交替擺動，路線要直。散步的速度可分為慢走、中走、快走、小跑幾種。慢走為每分鐘走70～90步，時速3～4公里；中速為每分鐘走90～120步，時速4～5公里；快走為每分鐘走120～140步，時速5.5～6公里；小跑為每分鐘140步以上。每分鐘走140步，走一小時即接近一萬步。

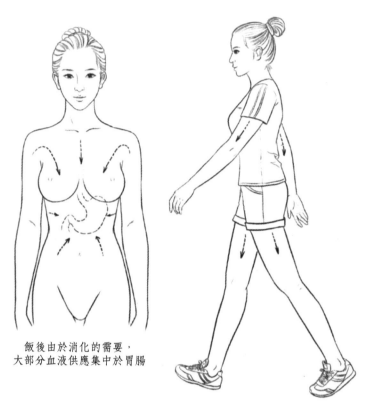

飯後由於消化的需要，
大部分血液供應集中於胃腸

飯後即散步，一部分血液會
轉移到四肢，胃腸會血液供應不足

　　走路的速度要因人而異。中老年人應由少到多、由慢到快，循序漸進。一般走到稍微出汗，就能達到鍛鍊和健身的目的。快步走時的心率以不超過每分鐘100～110次為宜。尤其是患有心血管疾病的人，更要注意心率的變化，應逐步提高行走的速度，不要強行快走。行走時若身體有不適，應立即停止。

每天三杯茶──路老親身體驗的護脾胃良方

路老已年過九旬，仍健康無病，他的養生之道中最重要的就是保護脾胃。路老平時對飲食的攝取十分注意，常依據四時五味的相宜選擇食物，如春季宜少酸增甘，多食山藥、百合等甘味之品，以養脾氣；夏季雖酷暑難耐，也不飲冷，喝水要一口一口地喝，不能狂飲，逆之則傷脾胃，導致水濕內停；還要注意不吃油膩、炙烤、難以消化的食物，飲食保持八分飽，如孫思邈那樣，做到「飽中饑，饑中飽」「熱無灼灼，寒無滄滄」，反對暴飲暴食，饑飽不調，注重穀肉果蔬，粗細合理搭配，以補益精氣津血，保持脾胃健運，營衛和調，氣血充沛。

路老有一個飲茶的習慣，也是路老的長壽養生妙方，那就是每天三杯茶：上午喝綠茶，下午喝烏龍茶，晚上喝普洱茶。

綠茶又稱不發酵茶，它盡可能地保留了鮮茶葉內的天然物質，屬於茶中之陽。上午喝綠茶在於使陽氣上升，心神俱旺，並助脾胃運化水穀精微，使心腦得以滋養。

午後陰氣漸升，脾胃功能較上午有所減弱。中國向來有「早吃飽，午吃好，晚吃少」的說法，中午的美食若有很多油膩的食物，勢必妨礙脾胃的運化，弱化脾胃功能。烏龍茶屬於半發酵茶，其中的成分單寧酸與脂肪的代謝密切相關，飲之可「去人脂，久食令人瘦」。烏龍茶還能刺激胰臟脂肪分解酵素的活性，減少糖類和脂肪類食物被吸收，促進脂肪燃燒，可以降低血液中的膽固醇含量。所以下午喝烏龍茶有健脾消食的作用，對健運脾胃、防病養生大有益處。

夜間陽氣趨於裡，氣機下降，人體在一天的勞作之後，需要調養心神、脾胃，為明天的工作養精蓄銳。中醫認為「胃不和則臥不安」，經過發酵後再加工的普洱茶進入人體腸胃，會形成一層膜附著在胃的表層，對胃產生保護作用，長期飲用普洱茶可護胃、養胃。由於熟普洱中的咖啡因經多年陳放發酵，作用已減弱，所以喝後不會興奮，能使人安然入睡，更有補氣固精的作用，溫飲還可治療頻尿，因此是晚上飲用的佳品。

路老對喝茶使用的茶具也很講究，飲綠茶宜用瓷杯、玻璃杯、小茶壺浸泡；烏龍茶宜用紫砂壺、品茗杯浸泡；普洱茶使用宜興紫砂壺、蓋碗杯、土陶瓷提梁壺浸泡。茶葉泡開後，將茶湯倒入茶杯中，每次少量慢飲，不宜過量，飲之使人心曠神怡，氣機調暢，這種心境，對身體健康十分有益。

十人九胃──人人必知的養胃秘方

俗話說「十人九胃」，就是說十個人當中九個人有胃病。因為「人食五穀雜糧，孰能無病」。飲食入口，首先影響的就是胃。胃每天不停工作，一日三餐，胃受納、腐熟、消化，將未消化完的食物傳送到腸。如果飲食不慎，吃的東西難以消化，或胃本身出了問題，不能正常消化食物，都會引發胃病。

我們在臨床中也見到過許多的胃病患者，年紀不大，卻有很長的胃病史。

曾有一位32歲的女士來就診，她的胃病史已經有10多年，每次吃完飯就會覺得胃脹不舒服，但自己一直沒有太在意。來就診的前幾天因為工作上的事著急忙碌，情況一下子惡化了起來，根據她自己的描述是：胃裡像燒灼般疼痛，覺得餓了也不想吃東西，一點食欲都沒有，舌頭像被燙傷了似的痛，而且有便祕、全身無力等症狀。出現這些症狀後，她先去醫院做了胃鏡，診斷結果為慢

性萎縮性胃炎。

　　路老診斷後，發現她因為患病時間長，胃氣已經非常虛弱，胃中陰液不足，虛火內生，治療上應從益氣養陰、清熱消痞入手。路老給她開了藥方，兩周後來複診時，患者的症狀已經明顯有減輕。後來，按照同樣的方法，增減調方治療了大概三個月，各種症狀就都消失，食欲也變好了。最後一次來的時候，這位女士看上去面色紅潤，身形也不像以前那樣羸弱了。路老又一再囑咐她以後要注意飲食調養，不要吃辛辣、油膩、生冷的食物；保持心態平和，不要著急、生氣；常喝二綠茶；吃三七蒸瘦肉、猴頭菇燉豬肚，吃用白扁豆、刀豆、薏仁熬的粥。這樣保養了半年，後來電話回訪，得知她去醫院檢查之後，萎縮性胃炎腸化生已經由中度變為輕度了。

　　路老告訴我們：為什麼現代患胃病的人這麼多？首先是飲食的原因。現代人大多吃得口味重，很多類似於麻辣燙的街頭小吃都很受歡迎，但長期吃辛辣食物會傷害胃中的陰液，陰液不足會生熱，甚至引起胃火；總是抽煙喝酒，也會導致濕熱內盛，損傷脾胃，氣滯不暢，出現脘腹痞滿，口黏噁心，大便黏滯不爽等。另外，胃的消化靠血的滋養，所以又稱它為多氣多血的器官，沒有氣血就不能正常傳送食物，胃病久了，會損傷氣血陰液，造成胃的氣陰不足，就會出現食後胃脹，少氣乏力，心慌出汗等症狀；胃病日久還會形成氣虛血淤，出現胃脘刺痛，舌紫暗有淤斑等。另外，饑飽無度，過分勞累也會造成脾胃虛弱，食物的消化吸收不能正常進行，就會出現食欲不振，食後腹脹不消化，大便稀溏等症狀。

　　人們吃得好了，胃的負擔也重了，患胃病的人與日俱增。患了胃病要及時就醫治療，但日常的保養和護理也很重要。所以，路老叮囑大家在生活中要注意飲食合理，儘量減少胃的負擔和刺激：

　　1.要提倡戒煙和適量飲酒。如果已有胃病的人，應立即戒煙。吸煙會減少

胃部血液供應，同時抑制胃黏液的分泌，加重損害胃黏膜，過量飲酒則會直接破壞胃黏膜屏障，引起胃黏膜充血、水腫、糜爛，甚至出血，但可適量飲用米酒、啤酒、葡萄酒等低度酒。

2. 要定時定量進食。一日三餐按時定量，不可吃過多零食。過饑或過飽都會影響胃的正常運轉導致消化不良。

3. 要注意飲食衛生，少食肥、甘、厚、膩、辛辣的食物，少飲濃茶，不食變質、生冷、質硬的食物。

4. 保持心情舒暢。人的情緒與胃酸分泌及胃的消化作用密切相關，情緒低落時，即使是美味佳餚，也會味同嚼蠟。進食時要保持精神放鬆，心情愉快，不要邊談事或邊寫作邊進食。

還有些人，由於偶爾的精神緊張、著急上火也可能導致急性胃病，如果不方便隨時就醫，也可以在家裡用刮痧的方法，快速緩解胃痛。

刮痧的穴位：足三里、中脘、太沖、期門、內關、膻中。

刮痧的方法：先刮胸腹部膻中至中脘，再刮脅部期門，然後刮前臂內關，再刮下肢足三里，最後刮足背的太沖穴。足三里、中脘穴有和降胃氣降濁的作用；膻中可寬胸利氣；太沖為肝經原穴、期門為肝之募穴、兩穴相配以平抑肝氣之沖逆，降逆和胃；內關寬胸理氣開鬱止痛。

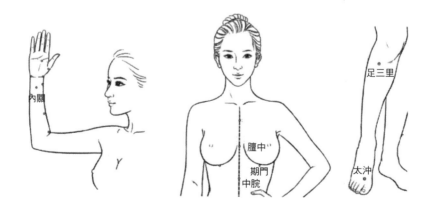

路氏養生妙方之

養胃飲食建議

1. 二綠茶：綠萼梅5克、綠茶5克，用開水沖泡，5分鐘後飲用。

2. 三七蒸瘦肉：三七粉10克，瘦豬肉50克，把瘦肉剁成泥狀放入茶碟內，撒上三七粉，加清水20毫升左右，食鹽適量，一同上鍋蒸熟即可。

3. 猴頭菇燉豬肚：豬肚1只，猴頭菇100克。先將洗淨的豬肚在壓力鍋裡煮10分鐘，撈起後用清水洗淨泡沫，切成條狀。同時用溫水泡發猴頭菇，與豬肚一同放入沙鍋，加黃酒、醬油、糖適量，燒開後加水，再用文火燉至豬肚酥爛，佐餐食用。

4. 養胃粥：白扁豆50克、刀豆50克、薏仁100克，加水熬成粥，每日分兩次服用。

保持快樂情緒，自在調養脾胃

我們經常聽到人們說「氣得胃痛」或者「氣得吃不下飯」，而高興的時候則會「胃口大開」，可能各位會覺得很奇怪，生氣或者高興是心情的問題，跟胃口有什麼關係？其實，這是因為情緒會影響我們體內氣血的運行和脾胃的受納、運化功能。情緒舒暢時，氣血沖和，脾胃也能正常工作，我們的消化吸收功能就正常，食欲就好。如果情緒不暢，則氣血逆亂，脾胃氣滯，運化受到影響，自然就茶不思，飯不想了。所以說，脾胃是最能感知我們情緒的臟器，心情不好，首先影響的就是脾胃，而脾胃不好，也會影響我們的心情。

在路老身邊學習，總會接觸各種各樣的患者，有位女士令人印象比較深刻，之所以印象深刻，是因為她來就診時，說得最多的話就是「煩死了」。敘述病情的時候，她的聲音不大，但語氣中透著一種焦灼，而且基本每句話都是以「煩」結尾。比如「昨天熱得要命，我吃了一根冰棒後胃就痛了一下午，煩死了」「每天晚上睡不著，好不容易睡著了又總是做夢，早上起來感覺特別累，煩死了」「我身體不舒服，心情怎麼會好啊，同事還說我得了憂鬱症，真煩人」「老公也不知道心疼我，還嫌我麻煩，您說煩不煩人」……總之她的生活好像處處都不盡如人意。

路老很認真地聽完了她的敘述，然後為她進行了診斷。通過詳細詢問她的生活習慣，既往病史等，路老瞭解到這個患者有萎縮性胃炎，她的一系列症狀都是因為脾胃虛弱導致的。脾胃虛弱，運化水谷的能力就下降，時間長了會造成氣血不足、血不養心、神明失守，出現精神憂鬱。所以，她的問題看似是情志上的，其實病根在脾胃，治療的關鍵在於調理脾胃功能。因為脾主思，脾胃功能正常，則思維敏捷、思慮專一，反之則思維散亂、精神不安、意志不定。通過調理脾胃可以穩定情緒、平和心態，起到治療憂鬱、焦慮等精神性疾病的作用。同樣，情緒上的波動也會影響脾胃功能的正常發揮，這位女士長期情緒憂鬱，也會導致各種症狀越來越嚴重，進入惡性循環。所以，開完藥方之後，路老還對這位患者說了一句：「別老心煩，妳這病就能好得快些。」這位女士聽了這話，不好意思地笑了。

的確，情緒對脾胃的健康非常重要，古人曾告誡我們「人之當食，須去煩惱」「食前後不用見悲哀喜怒之事」，就是說不要帶著壞心情去用餐。因為不良情緒持久存在和強度過大，不但會阻礙食物的消化吸收，還會使脾胃出現功能障礙，導致胃病。脾胃發生病變，同樣會影響人的情緒，就像那位患者說的「身體不舒服，心情怎麼會好」。因此，把脾胃調養好至關重要。除了配合醫

生治療，路老建議可以從以下幾個方面自行調理：

1. 飲食調養。脾胃虛弱的人，可以多吃紅棗、山藥、扁豆、芡實、蓮子肉、糯米等具有健脾益氣作用的食物。適當吃粗糧，粗糧含有豐富的維生素，維生素是減輕憂鬱、消除煩躁不安的營養素。鈣質可調節壓抑的心情，適當補鈣很重要。

2. 哭是緩解緊張、煩惱、痛苦的好方法。情緒不穩、悲痛欲絕時，不要一味隱忍，可以通過哭來適當宣洩情緒。

3. 受到負面情緒困擾時，不妨到無人處大聲喊叫。通過無拘無束的喊叫，發洩出內心的積鬱，也是不錯的辦法。

4. 情緒低落時，運動可以轉移注意力。因此可以透過跑步、打球等體育活動改變負面情緒。

5. 心情不好時，找人傾訴也是很好的宣洩、轉移負面情緒的方法。不愉快的事情憋在心裡，會增加心理負擔。如找人傾吐煩惱，心情會頓感舒暢。此外，還可以找心理醫生進行諮詢。

6. 學會使用移情法。遇到負面情緒時，可以把注意力轉移到其他事情上，做一些自己感興趣的活動。如玩遊戲、打球、下棋、聽音樂、看電影、看報紙等，鬆弛緊張的神經，從而緩解消極的情緒，激發積極、愉快的情緒反應。

7. 敲打心包經、膻中穴。心包是心的宮牆。心為君主之官，不能受一點刺激。外邪犯心，首先影響到心包經，所以養心安神護脾胃，要從心包經開始，只有週邊堅固，君主才能安寧。另外，中醫講「膻中者，臣使之官，喜樂出焉」，膻中穴是心包募穴，也就是心包能量的募集基地，心包經可比做皇帝的近臣，與喜樂有關的事情歸它管，不順心的事情也可以找它。心包經走行路線在手臂內側正中線上，穿過手心（勞宮穴），直達中指末端。當感覺心情煩悶，「捶胸」「拍手」能得到一定緩解，因為這些動作起到了刺激膻中和勞宮穴的作用。每天敲打膻中穴兩次，每次50下，可以幫助我們調暢氣血。

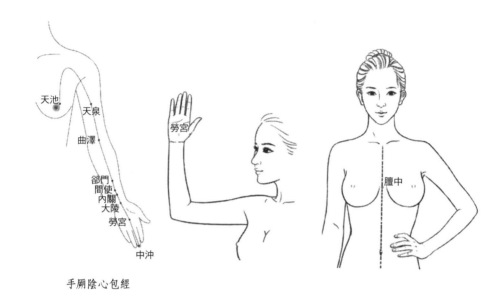

天池

天泉

曲澤

郄門
間使
內關
大陵
勞宮

中沖

勞宮

膻中

手厥陰心包經

調養脾胃「薑」做主

　　路老年過90，仍精神焦燦，健康無病。説來大家可能不太相信，他的心臟及腦血管相當於40歲的中年人，這還要從2009年説起。

　　2009年我們陪路老和路老的夫人去做了一次體檢，除常規的身體檢查，還做了電腦斷層檢查、彩色杜卜勒超音波等檢查，在檢查結果未出來之前，我們還有些提心吊膽，唯恐結果有問題。正在焦急中，看到醫生拿著報告笑容滿面地走過來，一邊走一邊説：「真是太好了，什麼問題也沒有，路老的心臟及腦血管就像40歲的人。」大家心裡的石頭總算落了地，由衷地發出喜悦的微笑，同時暗自感嘆：路老的身體真是太棒了，90歲高齡的人還有著40歲的心臟，這都是他幾十年來注重自身調養的結果。路老保持身體健康的一個祕訣就是善於

調養脾胃，他有一個非常好的習慣──吃生薑。薑能夠保持脾胃功能正常，心臟會直接受益，路老吃生薑的習慣已經保持了40年。

生薑不僅是我們日常用的調味品，也有很好的藥用價值。生薑味辛、性微溫，入脾、胃、肺經，具有發汗解表，溫中止嘔，溫肺止咳，解毒的功效，主治風寒感冒、胃寒胃痛、嘔吐腹瀉、風寒感冒咳嗽、中魚蟹毒等病症，還有醒胃開脾、增進食欲的作用。生薑中含有辛辣和芳香的成分，有薑油酮、薑辣素、澱粉和纖維，用於風寒感冒，可通過發汗，使寒邪從表而解。薑辣素對口腔和胃黏膜有刺激作用，能促進消化液分泌，增進食欲，可使腸張力、節律和蠕動增加。薑油酮對呼吸和血管運動中樞有興奮作用，能促進血液循環。

平時多吃薑，益壽保安康

自古以來就有生薑治百病的說法，孔子在《論語・鄉黨》中說「不撤薑食，不多食」，就是說孔子一年四季的飲食都離不開薑。路老非常推崇孔子這一觀點，認為生薑是調養脾胃、養生防病的必備品，所以養成了平時吃薑的習慣，並且堅持了幾十年。

每當天氣變化、氣候變冷，吃幾片生薑，可通陽禦寒、溫脾暖胃，激發脾胃的消化吸收功能，散發體表的寒氣，這樣就起到了預防感冒的作用。胃口不好或飯量減少時，吃上幾片薑或者在菜裡放上一點薑，能夠改善食欲，增加飯量。尤其是有胃潰瘍、虛寒性胃炎、腸炎的病人，適當吃一點薑，對於改善噁心、嘔吐的症狀很有效用。夏天天氣暑熱，生吃涼、冷食物較多，形成體表陽氣盛，體內脾陽虛的狀況，這一季節多吃生薑，可以有效保護脾胃的功能。所以古人有「冬吃蘿蔔夏吃薑，不用醫生開藥方」的說法。

生薑還可醒腦提神，促進血液循環，有防治動脈硬化，抗衰老的作用。自

古有「男子不可百日無薑」的說法，薑是助陽之品，具有加快人體新陳代謝、通經絡的作用，因此，用於男性保健可起到助陽的作用，對腎虛陽痿也有一定的治療效用。生薑有這麼多的功效，難怪路老90歲高齡還能擁有40歲的體魄。那麼生薑怎麼吃好呢？

早吃三片薑，勝過人參湯

民間有「早吃三片薑，勝過人參湯」的說法，說明生薑應該早晨吃為好。一日之計在於晨，早晨人體的陽氣升發，需要提起精神面對一天的工作，所以早晨吃薑，對於補充陽氣、醒腦提神很有好處，路老的習慣就是每天早晨吃兩片醋泡生薑。

飯不香，吃生薑

生薑入脾胃經，具有開胃助消化的作用，無論是蒸魚做菜，還是調味作料，生薑絕對是桌上不可或缺的一味，其辛辣滋味可去魚腥、除膻味，菜湯加薑還可以祛寒和中，味道清香。生薑還是「嘔家聖藥」。夏季食薑，可以預防急性腸胃炎，殺滅口腔和腸道致病菌。胃寒、食欲不振的人，經常含服鮮薑片，可刺激胃液分泌，促進消化。所以古人有「飯不香，吃生薑」的說法。

生薑的其他妙用

生薑還有很多妙用。如可用熱薑水清洗牙石、用熱薑水代茶飲用，每日1～2次，可治療牙周炎；用生薑輕輕擦洗頭髮，然後再用熱薑水清洗頭髮，可防治頭皮屑；每天睡覺前，用熱薑水清洗肛門周圍，可治療蟯蟲病。每天早、晚堅持用熱薑水漱口，並在每天臨睡前飲用熱薑水1杯，可促進血液循環，防止動脈硬化；老年人飲用生薑蜂蜜水，可縮小或減少老年斑。女性產後坐月子時，以薑醋佐膳，有利身體復原及餵養嬰兒。產婦用薑片煲水洗頭洗澡，甚至洗臉洗手，可以防風濕和偏頭痛。

一年之內，秋不食薑；一日之內，夜不食薑

生薑具有保健的作用，但不是吃得越多越好，也不是什麼時候都可以吃。路老強調，吃薑應遵循古人的警示：「一年之內，秋不食薑；一日之內，夜不食薑。」因為隨著夏天的結束，天氣逐漸變涼，秋天氣候乾燥，燥氣傷肺，再吃辛辣的生薑，容易傷肺，加劇人體水分的流失，所以秋季不宜吃薑。如果吃薑太多，薑辣素在排泄時刺激腎臟，會產生口乾、咽痛、便祕的症狀。一天之中，晚上陰氣最盛，經過一天的奔忙，晚上需要休息，陰氣內斂，生薑為發散之品，晚上吃薑，容易耗氣，所以晚上也不宜吃薑。另外，陰虛火旺、有內熱之人，或患有癰腫瘡癤、肺炎、肺膿腫、肺結核、胃潰瘍、膽囊炎、腎盂腎炎、糖尿病、痔瘡者，都不宜長期食用生薑，尤其是陰虛燥熱體質，表現為手腳心發熱、手心有汗、愛喝水、經常口乾、眼乾、鼻乾、皮膚乾、心煩易怒、睡眠不好的人，吃薑會加重陰虛的症狀。

巧吃生薑

1. 醋泡生薑：將適量生薑切片，放入醋中浸泡，每天早晨吃兩三片。可以溫胃散寒，提神醒腦，促進血液循環，預防動脈硬化。

2. 涼拌子薑：子薑30～60克，切成細絲，加醋、鹽適量拌食，亦可再加適量白糖、芝麻油。具有開胃和中、止嘔的作用。

3. 生薑半夏湯：半夏12克，煎湯取汁，加生薑汁適量，一同煎沸，分4次服用。有開胃和中之功。

4. 生薑飴糖湯：生薑30～60克、飴糖30克，加水煎成濃湯，趁溫熱徐徐飲入。有溫肺化痰、止咳的作用，用於虛寒性咳嗽咳痰。

5. 紫蘇生薑湯：紫蘇葉30克、生薑9克，煎湯飲。具有發汗、解表散寒的作用，用於風寒型感冒。

6. 薑糖水：生薑9克、紅糖適量，煎湯飲。用於傷風感冒，或冒雨涉水之後。

7. 薑糖茶：生薑9克、紅糖適量、紅茶少許，開水沖泡，當茶飲用，可用於冬季禦寒，尤其適用於四肢冰涼的人飲用。

路老調脾胃、保後天的功法──路氏八段錦

有一天，我們去路老家請教問題，路老給我們指導完之後，趁著我們修改的時間，自己在一旁活動起來。只見他輕展手臂，左右推擋，起落如燕，徐疾有勁，我們幾乎看呆了。一直聽說路老自己改編了八段錦，這次才總算見到了真功夫。路老已堅持習練八段錦多年，一有閒暇便練上幾手，還會在診病之時，給病人演練。這套八段錦是路老依據原來的八段錦，又根據內調五臟、外疏經絡的中醫理論所改編，所以更加實用，而且還多了調養脾腎的作用。

路式八段錦的特點是柔和緩慢，圓活連貫，鬆緊結合，動靜相兼，神與形聚，氣寓其中，簡單省時，老少皆宜。

「柔和」是指習練時動作不僵不拘，輕鬆自如，舒展大方。「緩慢」是指習練時身體重心平穩，虛實分明，輕飄徐緩。「圓活」是指動作線條帶有弧形，符合人體各關節自然彎曲的狀態。「連貫」則要求動作的虛實變化和姿勢的轉換銜接，無停頓、斷續之處。「鬆」是指習練時肌肉、關節以及中樞神經系統、內臟器官的放鬆。在意識的主動支配下，逐步達到呼吸柔和、心靜體鬆，同時鬆而不懈，保持正確的姿態，並不斷加深這種放鬆程度。「緊」是指習練時適當用力，且緩慢進行，主要體現在前一動作的結束與下一動作的開始之前。「動」就是在意念的引導下，動作輕靈活潑、節節貫穿、舒適自然。「靜」是指在動作的節分處做到沉穩，特別是在八個動作的緩慢用力之處，在外觀上看略有停頓之感，但內勁沒有停，肌肉繼續用力，使相應的部位受到一定強度的刺激，有助於提高鍛鍊效果。

路氏八段錦為徒手定步功法，不需要任何設備及場地設限，全套共分八段，自頭至足，全身關節、大小肌肉，無處不動。運動量可大可小，自行掌握，練習不過十多分鐘，每日早晚各練一遍，身法端莊，姿勢舒展，男女老少均可練習，瘦弱者可健壯，體胖者能減肥，氣感之強，只要姿勢正確，即有氣感產生，功夫越深感應越強，長期堅持，實為一種享受之功。

　　路氏八段錦更適合現代人習練，其中除去了「攢拳怒目增氣力」一段。路老認為，現代人的生活節奏越來越快，工作壓力越來越大，生活失去了常規，如熬夜、酗酒、暴食，工作中又往往以低頭、縮肩、重複性的工作為主，久而久之改變了人體的姿態，影響內臟和神經的功能，使人們陰陽失調、上實下虛、頭重腳輕，繼而出現眩暈煩躁、疲勞乏力、免疫力下降等一系列症狀。在此狀態下，鍛鍊養生本應圍繞著一個「鬆」字進行，老八段錦當中的「攢拳怒目」之功法卻以「剛勁凝神」為宗，難以適應現代人的生活狀態，故除之。路氏八段錦既像行雲流水連綿不斷，又如春蠶吐絲相連無間，使人神清氣爽、體態安詳、精力充沛，陰陽和合，從而達到疏通經絡、暢通氣血、滑利關節、強筋壯骨、增強體質的功效。其動作及動作間充滿了對稱與和諧，體現出內實精神、外示安逸、虛實相生、剛柔相濟，達到了意隨形生、形隨意轉、意氣相隨、形神合一，可謂現代人延年益壽必習之功。

　　路氏八段錦可以解除疲勞、恢復體力，對中老年疾病有很好的預防和保健作用。練習路氏八段錦對環境沒有特殊要求，有塊一公尺見方的空地便可。通過練習路氏八段錦，可以增強臂力和下肢肌力，治癒和緩解腰痛、肩痛、手腕痛、頸椎痛、消化不良、神經衰弱等症狀和疾病。做一遍路氏八段錦，使人感覺困倦頓除、體力充沛，身心放鬆。

　　以下是路氏八段錦練習圖：

第一節　雙手托天理三焦

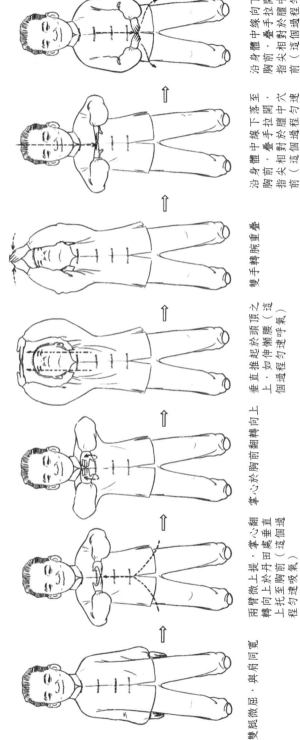

雙腿微屈，與肩同寬

兩臂微微上提，掌心翻轉向上至胸前處丹田，上托至胸前（這個過程勻速吸氣）

掌心於胸前翻轉向上

垂直推起於頭頂之上，如伸懶腰（這個過程勻速呼氣）

雙手轉腕重疊

沿身體中線下落至胸前，疊手拉開於膻中穴，指尖相對（這個過程勻速吸氣）

沿身體中線向下至胸前，疊手拉開於膻中穴，指尖相對（這個過程勻速呼氣）

第二節　左右挽弓心肺朝

吸氣，兩膝微屈，雙臂提起畫弧，掌心向上，吸氣盡四指指尖指向上。

呼氣，左手拇指、食指張開向掌心立餘三指彎曲，立手坐腕。

沿右臂內側向左伸展推出，頭隨左手向左轉，右手輕握拳，屈肘向右拉出，似拉弓射箭，呼氣盡。

⇒　吸氣，反方向再來一次

吸氣，雙臂自然畫弧，收至胸前，雙掌心向下，虎口朝裡，雙腿站直，吸氣盡。

呼氣，左腿收回一步，雙掌再斜向下至小腹丹田處，再斜劃線於氣沉體側褲中線處，丹田，呼氣盡。

第三節　調理脾胃須單舉

吸氣，兩手畫弧抱球於胸前，兩手掌心相對，吸氣盡

呼氣，左手上托轉腕上推至頭頂左上方，同時右手下壓於右大腿外側，雙臂同時微用力抻拉，斜劃下壓於右大腿外側，呼氣盡

吸氣，反方向再做盡一遍，呼氣盡，如此反復三遍

吸氣，左手上提，右手下落，兩手掌心向下，雙臂同時抻拉，收按式，收式，呼氣盡按，兩手掌心向下，十指相接於胃中部，吸氣盡

氣沉丹田，呼氣盡

第四節 雙掌撲地固腰腎

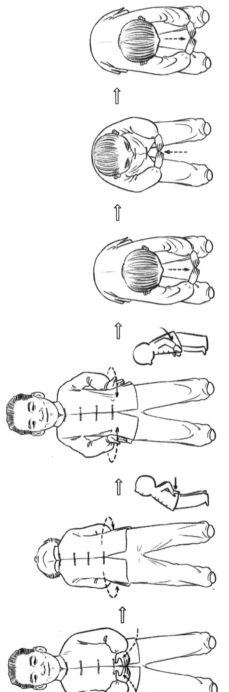

呼氣，轉腕下壓，虎口相對，借撲勢盡地，呼氣盡（這組動作重複九次）

吸氣，上身微提起，轉腕使指尖相對，吸氣盡

呼氣，俯身彎腰，掌心向下，雙手借勢下壓撲地，呼氣盡

吸氣，雙手坐腕，掌跟貼於體側，沿腰帶一周推回至丹田處，吸氣盡，微收低頭，

呼氣，雙掌沿腰帶一周向後至腰兩側命門處平攤，身體儘量後仰伸展，呼氣盡

吸氣，左腳旁開一步，雙手環抱地丹田，吸氣盡

第五節　側身顧盼能健腦（1）

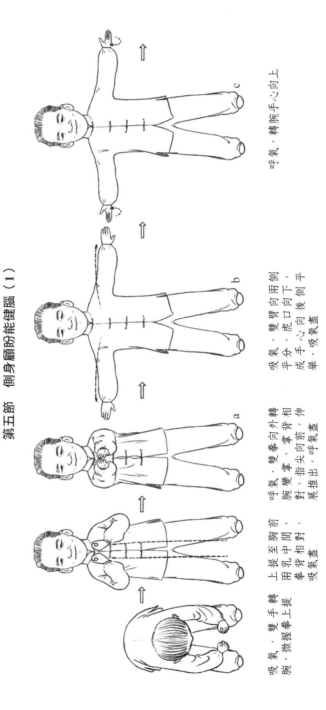

吸氣，雙手轉腕，微握拳上提
上提至胸前，兩拳乳中間，拳背相對，吸氣盡
呼氣，雙拳向外轉腕，雙拳、拳背相對，封展，指尖向前，伸展推出，呼氣盡
吸氣，雙臂向兩側平分手，虎口向下，成拳，手心向後平舉，吸氣盡
呼氣，轉腕手心向上

第五節　側身顧盼能健腦 （2）

d

頭向左轉，同時，左手翹中指，再向右轉，右手翹中指，同時，吸氣。反方向再做一遍，呼氣盡

（雙手握拳收回，端於腰間）

轉腰向左

身體上部重複 a-b-c-d 動作反方向再做一遍

吸氣，雙手握拳收回，端於腰間，轉腰向前站正，吸氣盡

呼氣，雙拳變掌，掌心向下，垂直於體下壓，置兩手緣側褲中線，丹田，呼氣盡，體沉

第六節　回首望踝和帶蹺

吸氣，反方向
再來一次

吸氣，雙手微握拳，
右拳自下而上畫弧

至拳背正對印堂，右拳
攔腰畫弧，至拳背正對
後腰脊椎，吸氣盡

呼氣，緩慢轉腰向
左，轉頭後瞧，看右
腳足跟，呼氣盡

吸氣，轉腰回正，順勢
收回雙拳，掌心向下，
虎口向裡，十指相接於
丹田處，吸氣盡

呼氣，雙手下按斜劃，
垂於體側褲中線處，氣
沉丹田，呼氣盡

第七節　俯仰壯督通沖任

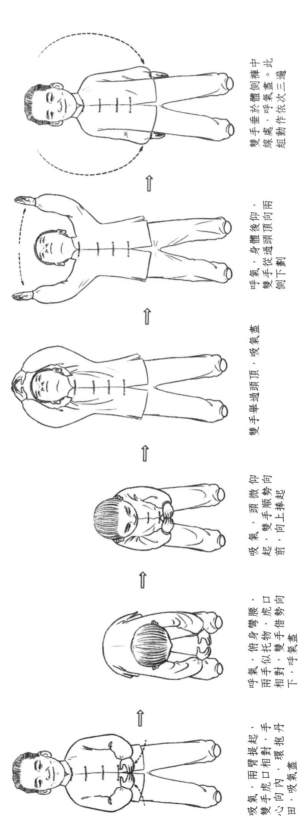

吸氣，兩臂提起，手
雙手虎口相對，手
心向內，環抱丹
田，吸氣盡

呼氣，俯身彎腰，
兩手似托物，虎口
相對，從勢借雙手向
下，呼氣盡

吸氣，頭微仰
起，雙手順勢向
前，向上捧起

雙手舉過頭頂，吸氣盡

呼氣，身體後仰，
雙手從過頭頂向兩
側下劃

雙手垂於體側褲中
線處，呼氣盡。此
組動作依次三遍

第八節　背後九顛百病消

呼氣，回預備式，
呼氣盡。

吸氣，雙手垂於體
側褲中線，氣沉
丹田，吸氣盡。

此動作
上下九次

呼氣，身體放鬆，兩腳
跟落地，兩手掌放
鬆，氣沉丹田，呼氣盡。

吸氣提肛，兩腳跟
提起，雙掌心向
下，手指向前，雙
肩微上提，吸氣盡。

呼氣，自然站立，
呼氣盡。

第七節完畢後，吸
氣，重心右移，左
腳收至右腳旁一拳
距離，吸氣盡。

第二章

春季陽氣升，肝腎同養保健康

　　春天陽氣生發，萬物欣欣向榮，此時，我們體內的大將軍──肝也比較活躍。肝臟的性情與春季相應，喜歡向上、向外、生長、舒展，所以春季養生要順應肝臟的這種生發之機。另外，路老認為：腎為肝之母，腎屬水，肝屬木，肝木每時每刻都離不開腎水的澆灌，只有腎水充足，肝木才能茂盛。因此，春季養肝的同時勿忘補腎。

肝是人體大將軍，春季養肝正當時

《黃帝內經・素問》中提出：「肝者，將軍之官，謀慮出焉。」意思是說，肝臟是人體中叱吒風雲的大將軍，出謀劃策的智囊團。正因為如此，肝臟在人體中的地位非常重要，它是我們健康的保護神。我們一定要養好肝，才能使它充分發揮作用，保衛我們身體的健康。

肝主要的生理功能是主疏泄，包括兩方面的作用，一是調暢氣血，二是調暢情志。春天陽氣生發，肝氣應春，也應該是活躍的，如果肝臟功能失常，肝氣鬱結，氣血的運行會受到影響，出現氣滯血淤的病症，如冠心病、高血壓、腦中風等。肝氣不舒影響到情緒，就會出現頭痛、急躁易怒、流鼻血等病症。因此春季最應注重養肝，保持心情舒暢，以順應肝氣伸展、調達的個性。

路老認為，春季養肝首先從飲食做起。中醫理論講酸味入肝，甜味入脾。春季肝氣旺盛，如果過食酸味，會使肝氣過旺，肝木剋脾土，容易損傷脾胃，因此在飲食方面，要適當減少酸味食物，增加甜味食物，保護脾胃功能，以防止過旺之肝氣的侵犯。元代丘處機著有《攝生消息論》，其中所言「當春之時，食味宜減酸益甘，以養脾氣」說的就是這個道理。春季還要注意營養全面，多吃些富含蛋白質的食物，如蛋、奶、魚、肝、豆製品等，以確保人體各組織器官功能活動的需要。少食動物脂肪性食物，多食新鮮蔬菜和水果，如萵筍、胡蘿蔔、芹菜、花椰菜、藕、荸薺、豆芽、油菜、菠菜等甘淡涼潤之品，能生津潤燥，防止陽熱過亢。春季氣候乾燥易缺水，應多飲水補充水分，促進新陳代謝。

在情志方面，中醫理論認為，肝在志為怒，怒傷肝。肝的生理特性是主

疏泄、主升發，所以人的心情舒暢、氣血調和，肝功能就正常，人體就健康無病；如果發怒或情緒激動，會導致肝氣或肝陽升動太過，體內的氣機逆亂，氣血失調，臟腑功能紊亂，從而發生疾病。反之，若心情抑鬱，導致肝氣鬱結也會發生疾病。所以，注重調暢情志，保持心情愉悦，切忌情緒鬱悶，憤然惱怒，這是春季養生的一大關鍵。

在日常起居方面，《黃帝內經》給出了很好的建議：「春三月，此謂發陳，天地俱生，萬物以榮，夜臥早起，廣步於庭，披髮緩形，以使志生。」意思是说，春季陽氣升發，推陳出新，人們應該順應自然，保護生機，早睡早起，披散開頭髮，舒緩其形體，漫步於庭院之中，使意志升發，心情暢達，以適應春季升發疏達、向上向外宣散的特點。所以，春季時應該早點起床，到外面呼吸新鮮空氣，進行散步、慢跑、跳舞、打太極拳等活動，也可以在天氣好的時候，到大自然中踏青賞花、遊山玩水，以鍛鍊身體、怡情養性，減少疾病的發生。

另外，春季養肝還可以常按太沖穴。太沖穴是肝經非常重要的穴位，有人把它的作用比做菊花，有清肝降火、清利頭目的作用。春天是肝氣偏旺的季節，按摩太沖可疏肝解鬱，起到養生作用。該穴位於腳背上大腳趾和第二個腳趾結合處向後的凹陷處。持續每天按揉太沖穴2分鐘就可以了。

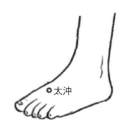

●太沖

早春、仲春和暮春，飲食養生各不同

路老曾經說過，春天陽氣逐漸生發，春應於肝，要適應肝氣的升發，既要補充肝氣的不足，又要防止肝氣過旺，所以在飲食上應該選擇平補、清補的飲食，注意多吃蔬菜。路老還把春天分為三個不同的時節，不同時節有不同的飲食養生重點。

春季的第一個月是早春時節，此時春陽始生，陰寒漸退，乍暖還寒。根據「春夏養陽」的理論，此時可適當吃些蔥、薑、蒜、韭菜、芥末，不僅能祛散陰寒，助春陽升發，其中所含的有效成分，還具有殺菌防病的功效。春季是升發季節，此時肝氣逐漸旺盛，肝主疏泄，調節人體的功能代謝，因此早春在飲食上還應當多吃一些雞肉、動物肝臟、魚肉、瘦肉、蛋黃、牛奶、豆漿等營養品，以滿足人體機能代謝日趨活躍的需要，應少吃性寒食品，如黃瓜、冬瓜、茄子、綠豆芽等。

春季的第二個月是仲春時節，此時陽氣升發，肝氣旺盛，應謹防肝氣剋脾，損傷脾胃。所以在飲食上宜「省酸增甘，以養脾氣」。此時可適當進食大棗、蜂蜜、鍋巴之類滋補脾胃的食物，少吃過酸或油膩等不易消化的食物。這時正值各種既富含營養又有療疾作用的野菜繁茂榮盛之時，如薺菜、馬齒莧、魚腥草、蕨菜、竹筍、香椿等，應不失時機地擇食。

春季的第三個月為暮春時節，此時接近夏季，氣溫升高，陽氣升發過旺，很容易引動肝火，因此應以清淡飲食為主。《飲膳正要》中說：「春氣溫，宜食麥以涼之。」所以，除適當進食優質蛋白類食物及蔬果，還可飲用綠豆湯、紅豆湯、酸梅湯、綠茶，防止體內積熱。不宜進食羊肉、狗肉、麻辣火鍋，以及辣椒、花椒、胡椒等大辛大熱之品，以防肝火過旺，熱盛化火，生毒生瘡。

「3C族」用眼過度更要養肝

現代社會，隨著3C產品的普及，很多人患上了跟3C相關的疾病。路老曾嘆道：現在很多人啊，都患上「電腦成癮症」了，每天上班要盯著3C產品看十幾個小時，吃飯也捨不得放手；晚上回家還要用3C產品聊天、玩遊戲，而且一玩就忘了時間，每天睡得很晚……長期這樣下來，對身體的危害非常嚴重。

有一次，一個20多歲的女孩來找路老看病，她穿得很幹練，畫著精緻的妝，一看就是白領，但仔細觀察發現，她臉上沒有年輕人該有的朝氣，看起來很疲憊。她跟路老說：畢業兩年了，自己在事業上很順利，現在已經做到了部門經理，但是身體越來越差。這段時間在做一個大案子，每天加班，昨天起床的時候感覺眼前一黑，竟然昏倒在床上，本來想請假休息一天，最後還是堅持去工作，決定忙完這段時間再說。可是白天工作的時候卻發現自己的視力越來越模糊，幾乎看不清電腦螢幕，這才感覺情況嚴重，趕快來看一下。說完，她還非常緊張地問：「路老，您說我的眼睛不會有問題吧？」路老很和藹地告訴她別緊張，然後詳細詢問她各種基本情況，詢問過程中才知道，她的月經也已經有兩個多月沒來了，只是她一直忙於工作，沒放在心上。

路老說，這個女孩的情況屬於典型的「久視傷肝」，而肝主藏血，肝臟受損導致周身氣血運行紊亂，加上最近精神緊張、壓力大、心脾不足，才引起月經不調和上述症狀。路老給她開了7天的中藥，囑咐她吃完後再來複診，而且平時要注意休息。這樣調理了將近3個月，女孩的身體漸漸恢復了正常。

為什麼說「久視傷肝」呢？中醫認為，人的五官與五臟密切相關：目對肝、舌對心、口對脾、鼻對肺、耳對腎。因此，肝臟是否健康會直接影響到眼睛，而且肝主藏血，肝血旺盛，眼睛才能夠得到滋養，「目受血而能視」。如果過分用眼，會過度消耗肝血，使肝臟不斷處於緊張的工作中，日積月累，自然會影響肝臟的健康，從而出現眼睛乾澀、酸痛、流眼淚、近視、視力模糊、小腿抽筋、腰膝酸軟、手無力、手指不靈活、皮膚出現斑點、情緒不穩定、月經不調等症狀。

那麼，經常用眼過度的人應該怎樣養肝呢？

路氏養生妙方之

養肝要點

1. 最重要的是睡覺。「人臥則血歸肝」，夜晚11點到凌晨3點是肝發揮其藏血、解毒作用的最佳時段，所以養肝的第一要點就是要在晚上11點前睡覺，最好能在10點半左右就入睡，這樣11點時正處於深度睡眠狀態，有利於血液回肝解毒。

2. 多吃綠色食物。青色入肝經，可以起到養肝護肝的作用。

3. 保持良好的情緒。「肝在志為怒」，肝失衡會影響情緒，使人煩躁；反之，情緒煩躁也會影響到肝。

4. 儘量不要長時間盯著電視、電腦。最好每隔半個小時換個姿勢，按摩按摩眼睛，向遠處眺望一下，以緩解疲勞。

春季養生左手保肝、右手保腎

我們前面說到，肝是人體中的「大將軍」，是人類健康的守護神。肝屬木，旺在春季，因此，春天要注意養肝。但是路老說：肝還有一位十分令人敬佩的母親——腎。

為什麼說「腎為肝之母」呢？路老曾說：

（1）從功能來看，腎藏精，肝藏血，肝血必須依賴於腎精的滋養。只有腎精充足，肝臟藏血和疏泄功能才正常；若腎精虧損，會導致肝血不足，疏泄功能失常。

（2）從相互關係來看，腎屬水，肝屬木，肝木每時每刻都離不開腎水的澆灌，只有腎水充足，肝木才能茂盛。

（3）從工作分配來看，肝臟在加工製造營養的時候，需要得到腎氣和腎水的幫助才能完成；經過肝臟分解後仍然停留在血液中的垃圾，必須經過腎臟來幫助篩選、排除，肝在許多地方必須依賴於腎。因此，肝和腎就像母子一樣，情深似海，難捨難分。

既然肝和腎密不可分，養肝的同時就要注意補腎。

中醫認為腎主要有三大方面的功能：主藏精，主納氣，主骨生髓。先來說藏精。這裡的「精」分為先天之精和後天之精。腎主要是藏先天的精氣。精是什麼？精是維持生命最基本的物質。這種物質基本上呈液態，所以精為水，

腎精又叫腎水。腎還主管一個人的生殖之精，主生殖能力和生育能力。腎氣的強盛可以決定生殖能力的強弱，所以養腎是生命的根本。同時，腎主水，各種液體都儲藏於腎，經過腎的氣化作用，輸布、排泄。

再說納氣，也就是接收氣。氣是從口鼻吸入肺，所以肺主氣。肺主的是呼氣，腎主的是納氣，肺所接收的氣最後都要下達到腎。

腎的第三個功能是：主骨生髓，即主管骨骼的生長髮育，生的是髓。《黃帝內經》中髓主要有三種：腦髓、骨髓、脊髓。牙齒也是一種骨頭，牙齒的好壞也跟腎有關，《黃帝內經》中說「齒為骨之餘」，腎虛會導致牙齒動搖脫落。腦髓不足、骨髓不足都屬於腎精不足、腎氣不足，所以養腎非常重要。路老說，這就好比汽車需要加油或者人要吃飯、喝水一樣，汽車沒了汽油跑不動，人缺少飲食就難以生存。一般來說，人在40歲之後就開始逐漸衰老，腎虛就是衰老的標誌。所以，我們在40歲以後就應該注意補腎養腎。

春季陽氣升發，容易出現肝火太盛，導致腎陰不足，這叫做「子病及母」，所以春季不但要養肝，養腎也是關鍵。

說到養腎，首先要提到性生活的問題。春季陽氣升發，人體的各項生理功能都活躍旺盛，性欲也會特別旺盛，倘若不加節制、隨性而為，就會出現「房勞過度」，導致腎中精氣受傷。因此，春季性生活一定要有節制、有規律。

初春的天氣乍暖乍寒，陰氣升發，可多食用一些蔥、薑、蒜等辛溫升散的食品，有助於陽氣的生發、驅散陰寒，尤其是陰虛體質或年老體弱者實為適宜。而陰虛體質的人可多食滋潤之品以滋養肝腎之陰，防止肝陽過盛，如蜂蜜、乳製品、豆製品、海參、銀耳、蔬菜、荸薺、甘蔗等。

經常按壓三陰交是養腎的好方法。三陰交，顧名思義，是三條陰經交匯的地方，在小腿內側中線，內踝上三寸處（相當於腳踝上方四指處）。足厥陰肝經、足少陰腎經、足太陰脾經都經過此處，每天堅持按摩兩條腿的三陰交各15分鐘（也可用經絡錘敲打10分鐘）可調節肝腎和脾臟的功能，有疏肝、補腎、健脾的作用。

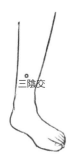

三陰交

最適合春季食用的幾款養肝粥

粥是養生防病的佳品，唐朝就有米皮糠煮粥預防腳氣病的記載，醫聖張仲景治感冒也會以喝粥來助藥發汗。所以，粥既可用來預防某些疾病，也可作為一些疾病的輔助治療。而且喝粥簡便實用，身體虛弱、有慢性病的人都可以通過喝粥來調養身體。

不過，粥的選擇要因人而異，還要針對病症、季節、環境來選用。例如氣虛的人特點是身體虛弱、面色蒼白、呼吸短促、四肢乏力、頭暈、動則汗出、語聲低微等。路老推薦這類人群食用具有補氣作用的黃芪粥、人參粥等，如果食用了有補陰作用的黃精粥，不但達不到補益的作用，反而會導致壅滯不通，使人胸膈滿悶、食欲減退。也要注意季節和地域性，因為食物有寒熱溫涼之性，所以要根據季節的寒溫不同、地理環境的差異，因時因地靈活選用。如民間流行的春食薺菜粥、夏喝綠豆粥、秋食藕粥、冬食臘八粥與羊肉粥的習俗，可參考食用。北方氣溫較低，應以溫補性藥粥為主；南方溫暖多濕，應選用清補粥及化濕粥為好。

春季是陽氣生發的季節，春與肝相應，春季粥補重點應放在養肝上。在米粥內加一定分量的補品或藥物，即能達到養生益壽，滋補健身的功效。

路氏養生妙方之

春季飲食

1. 肝豆粥。綠豆60克、新鮮豬肝100克、白米100克、食鹽、味精少許。豆米同煮，大火煮沸，小火慢熬。粥約八分熟時，將切成片的豬肝摻入粥內同煮，熟後加入調味品。此粥適合臉色蠟黃、視力減退或視力模糊的體弱者，對患慢性肝炎、水腫等病的人也有顯著的療效。

2. 花粥。白梅花5克、白米80克。米煮成粥後，拌進白梅花，煮兩分鐘即成。每餐服1碗。連服5日。白梅性平，可疏肝理氣，增進食欲。

3. 枸杞粥。白米60克、枸杞子30克。白米煮成粥後，放入枸杞，略煮溫食。枸杞有明目之效，粥可滋補肝腎。此粥特別適用於頭暈目澀耳鳴，腰膝酸軟等症。肝炎患者服用此粥，能保肝護肝，有促使肝細胞再生的良效。

4. 桑葚粥。糯米60克、桑葚30克（新鮮桑葚約60克）、冰糖適量。把桑葚洗乾淨，與米同煮，粥熟後加冰糖。可補肝養血，明目益智。適用於肝腎虧虛引起的頭暈眼花、耳鳴腰酸、鬚髮早白等症。

5. 冬菜肝片湯。鮮豬肝100克、冬菜75克、太白粉5克、精鹽3克、料酒10克，味精、胡椒粉各1克，高湯適量。豬肝洗淨，切成薄片，盛入碗內，加精鹽、料酒、太白粉拌勻；冬菜洗淨，切成1公分長。湯鍋置大火上，放入高湯，下冬菜熬出味，撈出冬菜，加精鹽、胡椒粉，下肝片汆熟，加味精，起鍋盛入湯碗中即成。具有補肝明目、滋陰養血的功效，適用於體虛納呆、貧血、肺熱咳嗽等。

6. 木耳田七紅棗湯。黑木耳50克、田七15克、紅棗10枚、生薑2片。將黑木耳浸軟，去頭切碎；田七洗淨切碎或打碎；紅棗洗淨去核，上述材料和薑片放入鍋中，加水1000毫升，大火煮滾後，用中火再煮2小時左右，最後加入適當的鹽調味即可。此湯具有滋肝健肺、和脾健胃、補血養顏的作用，適用於體虛貧血、脾胃不和等。

保持好心情是養肝的關鍵

春季預示著新的一年的開始，這時萬物復甦，大自然呈現一派生機，人體的陽氣也隨著旺盛起來。肝臟與春季相應，也具有升發之性，立春後肝臟的代謝開始旺盛，在肝臟的調動下，身體各器官開始忙碌起來，一些老年人及慢性病患者，由於陽氣的升發和肝臟的調節作用，病情開始好轉。然而春季也是「百草發芽，百病發作」的季節，一些代謝本來旺盛、毒素內積的病人，外在的陽氣引動內熱，很容易造成升發太過的現象。尤其是一些情志病變，春季陽氣旺盛，加之內鬱肝火，陽氣與肝火相引，就會出現肝火上炎的症狀，所以又有「春天到，癡子鬧」的說法。

肝屬木而主風，具有春天草木的生發之性，喜疏泄、條達。肝臟的疏泄，一是調節內臟的功能，二是調節人的情志，也就是調節人的心情。春季氣候多變，易影響肝氣的調節，從而使人的心情產生變化。在立春這一天，出診時經常遇到病人主訴心情煩躁、血壓升高，這與春季升發，肝臟不能順應調節有關。因此，我的導師路志正教授認為，春季養肝，保持良好心情是關鍵。心情好了，就不會得病；有病的人，只要心情好，病也就好了一半。如何通過調整

心情來養肝呢？以下我們通過幾個實例來説明。

1. 肝血不足，生發不及，情緒低落。

　　立春後的一天，隨路老出診時看到這樣一位病人：患者為女性，32歲，是某外商的白領，工作業績不錯，但經常加班，甚至連週末也不得休息。今年立春以來，精神不振、疲倦、乏力、懶得說話、不願與他人交流，甚至看周圍的人都不順眼、心情煩躁，自己知道是工作太忙，得不到很好的休息，以致心中產生了陰影，但因不能排遣，情緒處於低潮狀態，月經也有些亂。路老仔細問了病史，查舌診脈後寫道：「患者工作繁忙，休息不好，暗耗陰血，肝血不足，值春季來臨，升發不及而致情志不暢。」以養血柔肝，理氣解鬱的方法治療，同時又開了一個茶飲方：西洋參、玫瑰花、素馨花、小麥、蓮子肉、甘草、大棗，上藥開水沖泡，或水煎放於保溫瓶中，當茶飲用。並囑咐，要有一個好的心態，不要著急生氣，每天晚上泡泡腳、散散步，與同事多交流，並特別指出，只要心情好了，病就好了一半了。兩週後，患者複診，見她精神爽朗，面貌一新，滿面紅光，訴說服藥後，睡眠改善，精神也好了，與周圍同事交流也多了，一切回復正常。

　　這個病人是因為工作較忙，加之沒有好好休息，陰血暗耗，肝血不足。雖然春季陽氣生發，但由於肝血不足，出現了升發不及的情況，精神調動不起來，春困現象明顯，打不起精神，經過養血柔肝解鬱的方法治療後，症狀獲得明顯的改善，精神狀態轉好，又重新恢復開朗。

2. 肝火旺，升發太過，情緒急躁。

　　最近，一位男士來應診，一般看路老的患者先由我來接診，我診脈後發現，患者左寸脈大、關脈弦勁、尺脈弱，屬於心腎不交、肝火偏旺的脈象，於

是告訴他：「你的睡眠不好，心情急躁，容易發火。」他說：「太對了！最近在公司總發無名火，有時失控，急躁不安，發火後又後悔。」路老接著診脈，並詳細瞭解病史，知道該先生身居管理職，平時應酬較多，基本上每天都有喝酒場應酬，很少在家吃飯，久之血脂、尿酸都偏高了，而且最近工作很忙，睡眠也較少。診完病後，路老寫道：「患者工作繁忙，社會應酬較多，睡眠欠佳，肝火內盛，應以清瀉肝火，溫膽寧神為法。」開方後又開一個茶飲方：菊花、玫瑰花、梔子花、竹葉、綠豆衣、茵陳，以開水沖泡或者水煎後放保溫瓶中，當茶飲用。並囑咐一定要心平氣和，不要急躁。一週後患者症狀大減，急躁情緒也有所緩和。

這個病人平時飲食膏粱厚味又飲酒，身體已有內熱，加之睡眠不好、工作繁忙，兼值春季陽氣升發之時，遂引動肝火，肝火內擾、心神不寧，故出現急躁情緒、睡眠不安的情況。經用清泄肝火、養心安神法治療後，患者肝火、心火消除了，情緒也穩定下來。

現代研究表明，負面情緒如憤怒、沮喪、焦慮、憂鬱、恐懼、悲傷、嫉妒等，會對人體免疫系統、循環系統、消化系統、內分泌系統、神經系統帶來極大傷害和失調，《黃帝內經》中說「怒傷肝，喜傷心，思傷脾，憂傷肺，恐傷腎」，指出不良情緒可傷五臟。人體的五臟調和，免疫功能才正常，五臟失調則免疫功能低下，對癌細胞的識別、消滅能力下降時，就會發生癌症。有一組實驗可以說明這個問題，把一組小白鼠放在安靜、舒適的環境中，另一組小白鼠放在搖床上旋轉，使小白鼠始終處於一種緊張狀態。在其他條件均相同的情況下，第一組小白鼠僅有7%罹患癌症，而另一組罹癌的竟高達80%。

3.「養生貴乎養神」。

　　歷代養生學家都把調養精神作為養生長壽的根本，防治疾病的良策，認為心靜則神清，心定則神凝，心虛則神存。心神寧靜無雜念，心神合一是養生長壽的法寶，可防止多種疾病的發生。

　　人的一生，不可能事事順心，無半點煩惱，就看自己以怎樣的心境來面對。我的導師、國醫大師、中國首都國醫名師路志正教授，已年屆九旬而健康無病，他的座右銘是：「謙受益，滿招損。」在諸多榮譽面前，始終保持謙虛的態度，面對病人，不論中央首長還是平民百姓，一律平等相待。對待同道、學生及前來求教的中醫工作者，也以真誠的態度，耐心解答。生活中無私心雜念，不操閒心，生活有規律，不斷充實自我，以寫字、看書、研究中醫、揣摩臨床看病為樂趣，不著急、不生氣，以豁達的胸懷面對人世間的一切，永遠保持良好的心境，所以年逾九旬，仍精神爽朗，健康無病。下面介紹一些路老的養生之道：

　　（1）每天保持心情舒暢，不急不躁，與人交流面帶微笑，他常說：「不急躁，病就好了一半。」

　　（2）吃飯時保持心情愉快，注意「三點」──吃得溫一點，速度慢一點，嚼得爛一點。

　　（3）「熊掌雖好不敵粗糧」，飲食要清淡，再好的東西不能都吃，也不能多吃。晚上喝稀一點的粥，家裡若有攪拌機，各種雜糧比如豆子、小米放在一起攪拌後熬粥會非常方便。晚飯一定要吃七、八分飽，胃不和則臥不安。

　　（4）效孔子宣導「仁者壽」，學老子推崇清靜無為。路老的長壽經驗是心平氣和、無欲無求。唯一只追求學問，總感到學問不夠，每天都要讀書讀報，還要讀許多醫學方面的書。讀書使人靜下來，也可排除煩惱。有的人沒有這種習慣，則可找一種娛樂活動做為消遣。

（5）不要以酒為漿。如果喝酒像喝湯一樣，那就糟了。路老過去滴酒不沾，現在年紀大了，開始喝一點黃酒。黃酒能夠增加血液循環，降低關節僵硬程度，每天喝一杯，而且要晚上喝。路老喝黃酒有個特點，不喝純的，而是自己「摻點水」，每杯酒加1／3的熱水，這樣既溫了酒，也降低了酒的濃度。

（6）學會緩解壓力。動腦多了，要適當運動，運動的選擇要根據自己的條件，不一定要用跑步機或是去舉啞鈴。《詩經》裡早就說過，中華民族是能歌善舞的民族，手舞足蹈就是一種鍛鍊，揮揮手、跺跺腳，只要堅持不懈，找到自己的鍛鍊方法即可。路老的運動方法是（尤其是冬天）每天在室內走300步（天暖之後，一般每天在外散步一小時），再打半個小時左右的八段錦。

（7）春天喝茶要講究，應上午喝綠茶使陽氣上升，下午喝烏龍茶健脾消食促進消化，晚上喝普洱茶，護胃養胃而且不會影響睡眠。喝茶一定不要濃，泡了兩、三次後，沒有香味就要換。濃茶中有大量的鞣酸，對大便有收斂作用，尤其不適合老年人喝。

第三章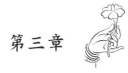

炎炎夏季，養心防暑健脾胃

　　每到炎熱的夏天，路老總會格外關注心臟保養。他經常跟我們說：按照中醫五行理論，心與夏季相應。夏季屬火，火氣通心，易消耗心臟陽氣；另一方面，天熱人易出汗，汗為「心之液」，出汗過多也會消耗心臟陰液。所以夏季是最應該注意養心的季節。

心最勤勞，炎炎夏季別傷了「心」

「心」就像一頭不知疲倦的老牛，自始至終為我們的身體工作。我們睡覺了，它卻不能睡。隨著炎熱夏季的到來，心臟的負擔加重，它的工作會更加繁忙，所以夏天養心為重點。

為什麼夏季一定要注意養心呢？這在中醫典籍《黃帝內經》中能找到依據：「心者生之本……為陽中之陽，應於夏氣。」也就是説，心為陽中之陽，與夏氣相通應，因為夏季以炎熱為主，在人體則心為火臟而陽氣最盛，同氣相求，故夏季與心相應。人體陽氣隨著自然界的陰陽升降而發生周期性變化。夏天屬火，火氣通於心，火性為陽，陽主動，再加上心為陽中之陽，屬火，兩火相逢，勢必擾動心神，導致心神不寧、心煩易躁，增加心臟的負擔。俗話説冬儲夏耗，夏季是消耗的季節，稍不注意就會導致秋冬季節體質轉差，影響全年的健康。因此，夏季注意養心，減少消耗，才能保障冬天的能量所需。

每到夏季，路老會提醒道：「天氣熱，要注意身體。」還囑託我們，夏季心臟病患者會多一些，要格外細心。一位在路老這裡看病的老病人劉某，年60歲，患冠心病已多年，他每到夏天就會病情發作。天氣炎熱時，他就會感到胸悶、氣悶難受，甚至心前區疼痛。而且夏天多濕、多熱的特點造成了人體出汗多，消耗比較大，容易心煩意亂；中醫説「汗為心之液」，夏天出汗多也會「傷心」。

瞭解了養心的重要性，下面就告訴大家一些養心的具體方法。

1. 調情志。

調情志對心臟來說很重要，心平則氣和。炎熱的夏天容易心煩意亂，情志如果不調好，心就不會靜，就不會涼爽。我們在生活、工作中難免會碰到不順心的事情影響我們的心情，這些都是沒辦法避免的。那麼該怎麼辦呢？路老有個最簡單的方法，就是閉目養神，還可以通過深呼吸來自我調整，使心跳放緩，這樣還能避免血壓升高。

2. 均飲食。

夏季心火比較旺盛，在飲食上應該以清淡為主，少吃上火的食物，比如儘量少吃火鍋，可以多吃富含水分和微量元素的蔬菜瓜果，黃瓜、苦瓜、冬瓜、生菜都是很好的選擇。不過，苦瓜性寒，所以脾胃虛寒、經常腹瀉、胃怕涼的人不宜多吃。適合夏季的水果首屬西瓜，西瓜可以清熱祛暑，含水分又比較豐富，能補充人體的水分，椰子、桃等都是夏天比較適宜的。荔枝在夏季應該少吃，還有芒果、鳳梨，它們都偏熱性，所以不能吃太多。

另外，夏天人們喜食冷飲，要提醒大家的是，寒涼的東西要適可而止，不要一次吃得太多，否則往往容易傷脾胃，尤其是小孩。中醫認為小孩是純陽之體、偏熱，喜歡吃涼的，但寒涼太過容易傷脾胃，大人一定要注意控制孩子對寒涼飲食的攝入。

3. 適當午休。

夏季天亮得早，人們起得早，晚上相對睡得晚，容易造成睡眠不足，所以人們常說「春困、秋乏、夏打盹」。為了防止睡眠不足的「夏打盹」，就要增加午休，尤其是老年人，往往睡眠不實，更需要午休。對中青年人來說，中午不能休息的，可以聽聽音樂或閉目養神，最好不要加班工作，以防過度疲勞。

午睡時間因人而異，一般以半小時到1小時為宜，時間過長會讓人感覺沒精

神。午休時不要貪涼，避免在風口處睡覺，以防受風著涼，引發疾病。

4. 常按神門穴和內關穴。

神門穴是手少陰心經的穴位，有安神定志、治失眠的作用。內關穴則能治療很多「心胸之病」。因此，心悸、胸悶、睡眠不好的人，按摩這兩個穴位可緩解症狀。

神門取穴：腕部，腕掌側橫紋尺側端，尺側腕屈肌腱橈側凹陷處。

內關取穴：前臂內側，正中線，兩條筋之間，腕橫紋上兩寸。

方法：可按壓、按揉，以酸脹為度，每次3～5分鐘。

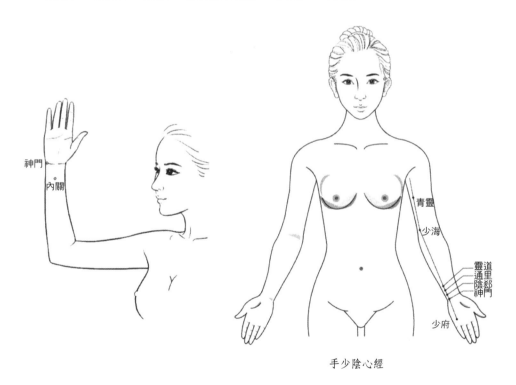

手少陰心經

夏季養心要「平和」

　　人們的情緒與自然環境的影響密切相關，夏季高溫天氣的變化，會對人的精神、情緒產生負面影響，以致出現情緒煩躁、愛發脾氣、記憶力下降等現象。這種現象也叫「情緒中暑」，尤其當氣溫超過35°C、日照超過12小時、濕度高於80%時，對人體的影響會更加明顯。加拿大的科學家通過對人大腦拍攝的圖像證實，人在夏季情緒會更加亢奮，身體也更具有活力。炎熱的氣候會使中樞神經支配的植物神經發生紊亂，從而出現情緒的異常和內分泌、胃腸功能的改變，女性激素也會因此受到影響。又由於夏季出汗過多，體內的電解質出現障礙，也會表現為情緒煩躁、思維混亂、愛發脾氣、容易忘事、心境低落、睡眠品質降低、飲食減少等，這種狀態持續時間一長，就容易患上心腦血管病，因此夏季情緒的調節就顯得十分重要。路老非常重視四季氣候變化及五臟功能失調對情志的影響，認為夏季屬火，易耗氣傷陰，當人體情志發生異常時（如喜怒哀樂的情緒變化），就會由外火引動內火，致使人體的陰陽失調，從而發生多種疾病。因此在夏季，使亢奮的心情平靜下來，通過自我調節，做到「心靜自然涼」，是十分重要的。

　　去年夏季的某天，我接診一位27歲的女性患者，她主訴一週來心煩鬱悶、夜不能寐、多夢易醒、納食減少、頭暈、尿黃赤、精神緊張時易發便祕、經前乳房脹痛、帶下量多。路老看過病人，認為病人屬於夏季暑熱，氣陰兩傷，陰虛神擾，情緒不寧，又加上夏季暑濕蘊結，故出現以上病症。治以清暑益氣、溫膽寧心，佐以清化濕熱法。藥方：五爪龍、西洋參、麥冬、蓮肉、炒蒼朮、

炒白朮、荷葉、生石膏、薏仁、知母、石斛、炒扁豆、茵陳、土茯苓、鹽黃柏、半夏、炒枳實、生龍骨、生牡蠣等。用藥後，患者情緒好轉，失眠好轉，能入睡，納食較前增加，繼用藥調理一個月，患者基本恢復正常。

路老認為，元氣虧乏之人，在夏季容易感受暑熱，暑邪乘虛而入，因暑與火同氣，暑氣通於心，暑熱之邪內擾心神，故出現心神不安和情緒的變化。如何在夏季使自己的心情保持平靜狀態呢？路老提出可注意以下幾點：

1. 在炎熱的夏季，調整好心態。越是天熱，越要心平氣和，心煩意亂時可以聽一聽音樂，放鬆心情，想一想綠林、藍天、大海等令人涼快的東西，想一些愉快的事情，以忘卻熱浪的襲擊，降低心理溫度，做到「心靜自然涼」。

2. 遇到煩心的事情，要學會減輕負擔。和外界多交流，找人傾訴，或和家人多聊天，驅除心中的煩惱，或者做一些自己喜愛的運動，把心中的火發散出來，通過自我調節，轉移不良情緒，恢復愉快的心情。

3. 調整起居，做到起居有常。養成早睡早起和午休的習慣（午休30～60分鐘），傍晚可到林蔭散步，晚上按時就寢，不要熬夜，堅持23：00前睡覺，因為23：00～3：00為肝膽主時，如此時還不休息，就會耗傷肝血，出現陰虛肝旺的狀況，從而影響睡眠。

4. 及時補充水分和維生素。多喝水，吃些開胃和清火的食物，如新鮮蔬菜、水果、綠茶、啤酒、菊花露等，少吃油炸、煎烤、油膩、甜食等，可多吃黃瓜、西瓜、苦瓜等涼性食物。

5. 減少外出，保持室內通風。早晨開窗通風，保持室內空氣新鮮，散去人體周圍的熱氣；中午室外氣溫高，應將門窗緊閉，拉上窗簾，啟動風扇、空調，陰涼的環境能使人心靜神安。

6. 夏天梅雨季節要多吃健脾燥濕的食物，如薏仁、紅豆、山藥、扁豆等，還可多喝綠豆湯、粥等。

夏季養生重在養心，養心重在養心情，馬克思説：「一份愉快的心情勝過十劑良藥。」每天擁有一個好心情，天天開心，就是健康的保障。路老常説，「只要心情好了，病就好了一半了」，尤其是夏天，防止心火擾動，主要就是保持平和的心態，心情平和了，心火自然會消失。

長夏應脾，謹防濕邪困脾

長夏就是陽曆的七、八月份，陰曆的六月份。前面講過，中醫學認為春、夏、秋、冬內應於肝、心、肺、腎，長夏與脾相應，也就是説，這段節氣與人體脾的關係最密切，此時最宜養脾。

為什麼長夏最宜養脾呢？因為長夏屬土，脾也屬土，長夏的氣候特點是暑濕，暑濕與脾土關係最為密切。土生養萬物離不開濕，沒有濕，養生無從談起，但又不能過濕，過濕就會澇。脾的習性是喜燥惡濕，長夏陰雨連綿、空氣潮濕，最容易出現脾虛濕困的現象。

為什麼説脾喜燥惡濕呢？這與其運化水液的生理功能息息相關。脾主運化水濕，以調節體內水液代謝的平衡，脾虛不運則最易生濕，而濕邪太過就會困脾。《素問・五行運大論》載：「中央生濕，濕生土，土生甘，甘生脾，脾生肉……」意思是，中央應長夏而生濕，濕能生土，土氣能產生甘味，甘味能夠滋養脾臟，脾臟能使肌肉生長發達……所以，長夏是健脾、養脾、治脾的重要時節。養脾應注意以下幾個方面：

1. 調情志。

　　脾為「中州之官」，主思慮，憂思則傷脾。長期過度的腦力勞動，會損傷脾氣，減弱脾的運化功能，導致不思飲食、困倦乏力，或使水濕滯留，導致腫脹、水腫。為了達到養脾強胃的目的，可以通過避暑、旅遊、參加消暑晚會、夏令營等活動以解除思慮過度，防止脾虛濕困，以保養脾胃。

2. 慎起居。

　　這裡的起居指的是起居作習的規律性和居處及活動的環境。夏季順天時以養陽，「夜臥早起，無厭於日」。在外活動應避暑熱、防濕邪。居處及活動環境在室外陽光充足時宜通風透光，遠離濕地水域，保持乾燥和空氣流通，在室外陰天雨霧時應該儘量少開窗戶，濕度應保持在50%～60%。此外，穿衣、蓋被宜寬鬆舒適，蓋輕薄鬆軟的被巾，有利於散熱透濕。暑必挾濕，故慎起居，解暑袪濕以養脾。

3. 節飲食。

　　節飲食，主要是因為暑熱使身體消耗太過，生理需要使飲食增加，且為了清熱解暑而多吃生冷飲食，遏傷脾陽，使脾胃升降功能失常，出現胸脘滿悶、消化不良、腹瀉、肢體酸楚、頭重如裹等症，故當節制生冷飲食，不可暴飲暴食，如有上述不適症狀，除吃些易消化的溫熱飲食，還可適當服些解表散寒、祛濕和中的藥品，如藿香正氣膠囊（水）等，不使濕邪滯留。

　　另外，「冬吃蘿蔔夏吃薑，不找醫生開藥方」就是指夏天暑熱，適當吃些薑，以溫脾陽、散寒濕，和中發表。薑是具有保健作用的蔬菜，又是防暑、祛濕、散寒、解表的良藥。夏季人們出汗較多，代謝旺盛，飲食則宜清素淡軟、富有營養、便於消化，適當多吃些新鮮瓜果、蔬菜、瘦肉、淡水魚蝦、豆製品等清熱利濕的食物，少吃煎炸或過鹹、過辣的食品。多喝綠豆粥、紅豆粥、蓮

子粥、白米糯米粥、荷葉粥等，可解暑祛濕。體弱者，根據體況可增加有利濕強身作用的瓜果、蔬菜等，如西瓜、絲瓜、苦苣菜、芹菜、翠玉瓜、苦瓜、萵筍、金針花、木耳及其他食用菌類。在不可避免的涉水淋雨後，可喝薑糖水、薑絲可樂，達到出汗暖身，以防暑濕之病的功效。

4. 遠房幃。

　　腎為先天之本，主管水液代謝、藏精、主命門之火；脾為後天之本，主運化水濕。在正常生理狀態下，命火溫煦脾土，使脾氣健運，水谷精微得以適當傳輸。夏季暑熱當令，耗陰較多，若頻行房事，使腎虧於下，命火衰微，不能溫煦脾土，使脾失腎養，故應節制房事，養精益腎，使命火旺盛；溫煦脾胃，使水濕得以正常運化。

「苦夏」其實可以靠食養來避免

　　夏季天氣炎熱，很多人就會胃口下降，不願吃東西，因此有「苦夏」之說，有人甚至一個夏天能瘦幾十斤。

　　一位張女士，患淺表性胃炎已有幾年，平時不敢吃辛辣食物，飯量還可以，但一到夏天就胃口大減，只想喝水，不願吃飯，一個夏天瘦了10幾公斤。

　　「苦夏」對身體非常不好。路老告訴大家，只要進行適當的食養，就可以完全避免「苦夏」。關於夏季「食養」，路老認為應該注意幾個方面。

路氏養生妙方之

夏季「食養」

1. 飲食要清淡。

唐代醫家孫思邈在《千金食治》中說：「夏至以後，迄至秋分，必須慎肥膩、餅霍、酥油之屬。」又云：「夏七十二日，省苦增辛，以養肺氣。」夏令之時，尤其是年老體弱之人，由於適應能力較差，受不了炎熱酷暑，除注意避暑，可吃些清涼性食品，既可解熱消暑、祛濕和胃、補脾益腎，又能生津止渴，如綠豆粥、荷葉粥、冬瓜湯、西瓜皮湯等。還可以吃些新鮮涼拌菜，加醋、蒜泥、薑末等調味品，可預防胃腸道傳染病。陽虛體質（形體肥胖、面色淡白、平時怕冷喜暖、手足不溫、小便清長、大便稀溏、唇舌色淡、自汗出、脈沉無力）或感受陰暑，也可食用具有溫陽散寒祛濕作用的鮮薑湯、香菜、瘦羊肉、粥類、食用菌湯類以溫陽養血散寒。

2. 飲食有節制。

《黃帝內經》說：「穀肉果菜，食養盡之，無使之過，傷其正也。」「飲食有節……故能形與神俱，而盡終其天年，度百歲乃去。」食物本來是營養人體的，但是如果飲食不節制就會適得其反，傷害人體的正氣。所以一定要節制飲食，三餐規律，飲食有節，切勿暴飲暴食。

飲食節制還要注意三餐的時間及分配。早飯要在7點左右，午飯在12點左右，晚飯在18點左右。俗話說：「早吃好，午吃飽，晚吃少。」唐代名醫孫思邈在《枕上記》中說：「清晨一盤粥，夜飯莫教足。」《飲膳正要》中說：「晚飯不可多食，晚飯少一口，活到九十九。」因為晚上人體的新陳代謝速度逐漸降低，消耗的熱量也比白天明顯減少，

晚飯吃得過多會在體內轉化為脂肪使人發胖。同時晚飯吃得過飽或過油還會增加腸胃負擔，出現腹脹、消化不良等現象，影響睡眠，即所謂的「胃不和，臥不安」。特別是老人、小孩，消化能力本來就不強，吃得過飽，容易使脾胃受損，導致胃病，正如諺語所說「要想小兒安，三分饑和寒」。漢代名醫張仲景早在《傷寒論》中就提出「損穀則愈」，即在保持身體基本能量需要的基礎上，少吃一點，很多病自然就好了。我們現代的一些常見病，如糖尿病、痛風、高血脂等與不節制飲食有密切的關係。古人提出的「損穀則愈」到現在仍有重要的指導意義。

另外，夏暑梅雨季節，尤其在伏天至秋初，飲食衛生尤為重要，必須養成良好的飲食衛生習慣，不要採購久放變質的食物，最好現吃現做，生吃瓜果或涼拌菜一定要新鮮，清洗消毒或削去外皮，拌涼菜時最好加些蒜泥或醋，起到調味滅菌的作用，還可增加食欲，即使天熱也不能過食生冷，防止病原菌乘虛入侵致病。

調養脾胃重細節——喝水也有學問

每次看完病人，路老都會囑咐道：「水要慢慢喝，一口一口地喝，不要一口氣喝下去，夏天要喝溫開水……」脾是運化水濕的，喝水不當自然會損傷脾胃，尤其是夏天，天氣炎熱，容易出汗，造成流失大量水分，就會傷人陰液，因此夏天要多喝水，及時補充水分。但是，這水該怎麼喝，大家平時習以為常的飲水方式是否正確呢？這裡面還有不少學問。

喝水要按時按量

如同吃飯，每日三餐一次也不能少，根據身體實際情況，有時還要加餐，喝水也一樣，要按時按量，不要等覺得口渴了才喝水，這樣其實已經對身體造成了傷害。

清晨起床，洗漱後喝水，6～7點宜喝150～200毫升，出汗多或素體腎虛者宜喝生理性淡鹽水，補充夜間的消耗；早餐後約1小時，9～10點喝150～200毫升，午飯前1小時喝150毫升左右，午休後約3點左右喝150～200毫升，下班後或運動後、晚前1小時喝150毫升，晚飯後1～2小時喝150～200毫升。每日飲水的次數和量要根據個人的實際情況，如中老年人或已退休在家休息者，應細細長飲，不一定機械地定時飲水。

喝水應慢喝細飲

夏季出汗較多，尤其是年輕人運動後口渴甚極，「渴不擇飲」，急於大量飲水，使胃內暴充，胃液稀釋，導致胃腸的消化吸收功能下降。暴飲後，體內水分驟增，還會使體內流失大量鹽分，或脾胃運化功能失常，水濕內停，可引起胃脘脹滿，腫脹喘滿。故前人主張「不欲極渴而飲，飲不過多」，這是科學飲水的總結。

拒絕不健康飲水

很多人都知道「熱的時候越喝冷飲越熱」，這是有道理的。因為陽熱郁於內，需要發散而解，驟然喝冷水，使循行於肌表的衛氣因冰伏而鬱閉，汗孔因此閉合，得不到宣洩，所以在暑熱季節應喝溫開水輕輕打開汗孔，使人微微出汗以散熱，喝冷水反倒不能除熱。而且冷水中含有大量致病微生物，如細菌、蟲卵等，尤其夏季是痢疾、傷寒流行之時，惡性消化道傳染病大多是因飲水不潔暴發流行，對人體健康危害極大。另外，病毒性肝炎也是消化道傳染病，容易經過飲用生水而發病。生水中的氯氣和殘留的有機物質相結合，還可能導致膀胱癌、直腸癌。把水煮開3～5分鐘，可以殺死大部分細菌病毒，水中的氯氣及一些有害物質也會蒸發掉，同時還能保留水中人體必需的營養物質。

飲剩久的水也會引起中毒。無論生水、開水，放久後，水本身化學結構鏈長，這種水鏈越長的水毒性也越大。水中毒會出現頭暈、乏力、腹脹、食欲減退。古人認為，喝水以「甘瀾水」的水質為最好，甘瀾水也稱勞水，即把水放在盆內，用瓢將水舀起來、倒下去，如此多次，看到水面上有無數水珠滾來滾去便是，這樣，即使水中含有害的有機物，經太陽光照射後也會分解揮發一部分。放久了的開水會二次汙染，飲後會使人發病。

反復燒開的水，又稱「千沸水」「千滾水」。水如果開了又開，放久了，涼了又燒，或者沸後時間過長，水分蒸發，無機鹽的濃度相應增加，尤其是其中的亞硝酸鹽對人體有害，攝入過多或長期飲用會直接刺激胃腸，甚至引起中毒。沸久或反復沸滾的水是飲水的禁忌。

冷飲不是絕對不能吃，但要有節制

有一年剛入夏的時候，路老接待了這樣一位患者，他來的時候面色蒼白，是讓家人攙扶著進來的。這位患者說自己拉了好幾天肚子，不能吃東西，不管吃什麼，吃完就拉，本來以為夏天拉肚子很正常，就自己去藥局買了點藥吃，可是情況一點都沒好轉，而且還出現了頭暈、肌肉酸痛、昏昏沉沉的感覺。路老看了他的症狀之後，仔細詢問了他的生活習慣。原來這個患者身材比較胖，非常怕熱，每次從外面回來都是滿身大汗，一定要把空調開得足足的，別人都覺得冷了，他才覺得舒服點。他還喜歡吃冷飲，冰箱裡堆滿了冰棒，一天要吃上好幾根。瞭解到這些情況，路老斷定這位患者是中了「陰暑」。

大家可能不明白什麼是「陰暑」，我們先來講一下。中醫把中暑分為「陽暑」和「陰暑」。陽暑是指長時間在太陽曝晒下勞作、運動，導致頭暈倦怠、口渴身熱等，如不及時補充水分兼休息，甚至會出現熱衰竭和休克，危及生命安全。而陰暑是指「暑熱在內、寒濕在外」，通常是由於人們用錯誤的方式解暑引起，例如在戶外將身體曬得很熱，然後突然進入冷氣大開的室內；或是在大汗淋漓時洗冷水澡或喝冰冷飲品，這會導致皮膚毛孔收縮、身體難以散熱而中暑。

路老說，以前條件比較艱苦的時候，中「陽暑」的人比較多。但是近些年

來，人們的生活條件好了，天氣一熱就長時間待在室內吹冷氣，使人體的耐熱能力下降，再加上防護不夠，中「陰暑」的病例逐年上升。還有很多人不僅長時間吹冷氣，還大量喝冷飲，冷飲帶來的冰爽感覺雖然可以幫助抵抗暑氣，但怎麼吃？吃多少？是有講究的。如果吃得又急又多，不僅會影響腸胃功能，還會影響身體其他功能。大量冷飲進入體內，還很容易刺激胃腸道，引起血管收縮、黏膜缺血、內分泌失調、胃酸減少，從而減弱胃腸消化功能和殺菌力，造成痙攣性疼痛，甚至導致腹痛、腹瀉。所以，路老提醒大家，冷飲並不是絕對不能吃，但要有節制。

路氏養生妙方之

科學吃冷飲

1. 適時。

不宜在飯前或飯後吃冷飲。飯前吃冷飲會影響食欲，導致營養缺乏。很多冷飲中含有牛奶等營養成分，但是，其含量遠遠比不上正常飲食。飯後立即吃冷飲會使胃酸分泌減少，消化系統免疫功能下降，導致細菌繁殖，引起腸炎等腸道疾病。

2. 適量。

大量冷飲進入體內，可引起胃黏膜血管收縮，減少胃液分泌，導致食欲下降和影響人體對食物的消化。冷飲的攝入量，一次以150毫升左右為宜。

3. 速度。

夏日炎炎，一口氣灌下一瓶冰涼可樂、吃掉幾根冰棒是消暑的好享受，可是對身體的危害卻無法用這一次的清爽彌補。喝冷飲也要同喝熱湯一樣，細細品味，慢慢飲下。

4. 宜忌。

不同的人群，對於冷飲有不同的要求，特別是那些有疾病的人，應該少吃，甚至忌冷飲。嬰兒忌食冷飲，幼兒少吃冷飲，年老體弱、患心血管疾病的人不宜吃冷飲。

夏季汗多氣虛所致

夏季出汗是人體體溫調節的正常機制，但動輒出汗則是不健康的表現。比如有的人稍微一運動就大汗不止、汗珠滾滾而下。有些中老年人出汗後還常常伴有頭暈、氣短、食欲不振、困頓疲憊等症狀。中醫認為，動輒出汗多為氣虛，汗孔開合失職、統攝無權所致。「肺氣不足、衛陽不固」，汗多最易傷津耗氣，尤其對於身體較虛弱或平時缺少運動的人來說，出過多汗很容易降低身體對外界的抵抗力，導致著涼感冒，進而引發關節、腸胃不適等。

現代人工作壓力大，精神長期處於緊張狀態，缺乏運動、起居不規律也是引起氣虛的重要原因。一般來說，氣虛患者還可能有性格內向、情緒不穩定、容易激動或情緒常處於低谷等問題。這些在中醫看來屬於亞健康狀況，可以通過長期中低強度的鍛鍊和合理的生活飲食來改善。

一位大學教授，48歲，平時除教學外，還承擔科學研究計劃，經常加班到深夜，晚上睡眠欠佳，逐漸出現神疲乏力、頭暈氣短、食欲減退等症狀，尤其是動輒汗出，吃飯也是滿頭大汗，稍一活動，就像淋了浴一樣，夏天出汗更明顯，而且一吹冷氣就容易感冒。路老詳審症狀與脈象，認為這個患者是典型的

氣虛多汗，由於平時工作勞累，暗耗氣血，致使衛氣不足，調節汗孔開合的能力下降，以致容易出汗，活動後更為嚴重。路老給予益氣養陰，調和營衛的方法治療後，這位患者出汗的症狀大大改善了。路老囑咐患者可以常喝党參烏雞湯來調理。

夏季容易出汗是常態，但如果天氣涼爽時仍然汗如雨下，或者伴有身體其他系統的不適，就應該用中醫藥來調理。

要調理氣虛引起的多汗應以益氣補氣為主。可選服補中益氣丸、生脈飲以培土生金、益氣斂汗，或嚼服西洋參、人參等。路老還建議大家可多喝黨參烏雞湯進行調理。

 ## 黨參烏雞湯

原料：

乾黨參10克，母烏雞半隻，乾山藥10克，沙參10克，乾香菇3枚，大棗2枚，生薑少許。

製作方法：

烏雞先在沸水中焯去血沫，與上述其他原料一起，用文火燉2小時即可。每週食用1～2次。

這道藥膳可以補氣固表，同時補中和胃，對於氣虛者有一定的斂汗作用，對於產後虛胖多汗的婦女以及體弱的老人尤其適用。

夏季養生不要碰觸的四個「雷區」

夏季天氣炎熱，很多人喜歡在陰涼處飲茶消暑，但需要注意的是，夏季人體的陽氣浮於外而虛於內。因此，在夏季養生過程中，不要碰觸以下四個雷區：

1. 空腹飲茶。

過多飲茶，尤其是空腹時飲茶極易導致茶水消耗人體的陽氣，如果再是喜歡食鹹之人，鹹味引茶入腎，消爍下焦腎陽，使人易罹患手足疼痛之痺症，以及下元虛冷的腹瀉、陽痿、痛經等病症。因此，夏季飲茶，應是在餐後飲兩到三杯為宜，有饑餓感則立刻停飲。

2. 冷水洗浴。

冷水洗浴是很多人喜歡的消暑方式，尤其是中青年男性，但夏季天氣炎熱，人的汗孔肌腠均處於開泄狀態，因此寒氣極易侵入人體，導致陽氣暗損。可以見到的病症如手足發冷、小腿抽筋、雙目視物不清，甚至出現原因不明的發熱。同時，即使是熱水洗浴，亦要注意浴後避風，對小兒尤其如此。

3. 夜臥貪涼。

傳說古代曾有一人，因其家人代代均不長壽，特來請教養生大師彭祖。彭祖隨此人到其家中細細查尋，發現這家臥室中的牆壁上有一個孔洞，這個孔正對著睡覺之人的頭部，彭祖就讓人把那個孔堵上，自此以後，那家人果然長壽了。

原來，中醫認為「頭乃諸陽之會」，頭部是人體陽氣的彙聚之處，夜臥吹冷，極易導致陽氣折損，天長日久，則陽氣散盡而斃命。因此，我們現代人尤其要注意，晚上睡覺不可整夜開空調，這種習慣易導致傷風、面癱、關節疼痛、腹痛腹瀉，對身體的損傷非常嚴重。對小兒則不要在其睡著之後扇風取涼，否則易罹患手足抽搐、口噤不開、風痹等病症。「避風如避箭，避色如避亂，加減逐時衣，少餐申後飯」這一養生口訣就是根據天氣變化及時加減衣服，申時（下午3～5點）以後少進餐，這都是夏季的養生要求。

4. 夜食生冷。

夏季夜短，年事稍長之人或體質稍弱者不易消化飲食，蔬菜、瓜果等夏季慎食，夜間尤其要注意慎食此類食物，肉、麵、粘膩之物也不宜在夜間食用，否則會引起腹脹、吐瀉等病症。

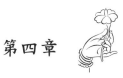

第四章

秋季養生三部曲：
補脾、潤肺、養腎

　　金秋時節，涼爽的天氣讓人心曠神怡，此時也是補養身體的大好時節。路老把秋季養生細分為三個階段：初秋、仲秋和晚秋。初秋天氣悶熱，易傷脾胃；仲秋以「燥」氣為主，易傷肺臟；晚秋天氣轉寒，應適當進補。正確的養生之道就是要順應自然，針對各個階段的不同特點採取不同的養生方法。

初秋，別讓「秋老虎」傷身

大家都知道，立秋之後天氣不會立即涼快起來，而是早晚涼爽，中午前後還是很悶熱。老輩人就用「秋老虎」來形容這種天氣的威力。一般在這段時間裡，雨水較多，中國北方常常是白天晴朗，晚間暴雨如注；南方多是陰雨連綿，潮濕悶熱。所以，這個季節的氣候特點是熱和濕，路老提醒大家一定要根據這時的氣候特點來調養自己的身體。

起居調養

秋季，自然界的陰氣由疏泄轉向收斂、閉藏。《素問》云：「秋三月，早臥早起，與雞俱興。」早臥，以順應陰精的收藏；早起，以順應陽氣的舒長，使肺氣得以舒展。此外，據有關專家對腦血栓等缺血性疾病發病時間進行的調查研究發現，此類疾病在秋季的發病率較高，發病時間多在長時間睡眠以後。秋季適當早起，可縮短或減少血栓形成的機率。

中國自古就有「春捂秋凍」之說，秋天「凍一凍」是為了讓身體適應氣候轉涼，激發人體自身的防禦機能。但「秋凍」也要適度，不要太過，特別是進入深秋或氣溫驟然下降時，仍然要注意保暖。

調節飲食

立秋雖然標誌著秋季的開始，但立秋後的一段時間內氣溫通常還是較高，空氣的濕度也還很大，人們不但感覺不到秋涼和秋燥，反而感覺到悶熱潮濕。

再加上人們在夏季常常因為過食冷飲、食欲減退，多有脾胃功能虛弱的現象，此時如果大肆進補，會進一步加重脾胃負擔，使長期處於「虛弱」的胃腸無法承受，導致消化功能紊亂。因此，初秋飲食宜清淡而不宜過於滋膩。

此時，不妨適當多喝點綠豆粥、荷葉粥、紅豆粥、紅棗蓮子粥、山藥粥等。對於一些脾胃虛弱、消化不良的人而言，此時一定要與滋膩的養陰之品如鹿角膠、阿膠等「劃清界限」，否則非常容易加重食欲不振、消化不良等症狀，可適當多喝點具有健脾利濕作用的薏仁粥、扁豆粥，對身體大有裨益。

運動調養

初秋是運動的最佳季節，不僅可強身健體，而且能調節、改善心理狀態，讓人心曠神怡。但運動要因人而異，體質較弱的人適合比較柔和的運動，如散步、做操、打太極拳、練氣功、慢跑等。另外，登山可增強血液循環，能增強人體適應氣候多變的能力，對哮喘、支氣管炎等疾病可以起到輔助治療作用，還可以降低血糖，是一種很好的運動。

需要提醒大家的是，晨練時，以出微汗為度。全身出汗後，為避免感冒，不要急於脫衣服。運動時衣服穿得單薄些，可避免出大汗，使身體適應耐寒鍛鍊。同時要及時補充維生素和水分，運動前喝溫開水，平時多飲用菜湯、牛奶、果汁，可以保持體內黏液正常分泌，呼吸道濕潤、皮膚潤澤，避免運動後引起的秋燥。

常按迎香穴

秋季易損肺氣，因此在天氣不斷變化的秋季，要好好保護肺氣，避免發生感冒、咳嗽等。「肺開竅於鼻」，鼻為肺之門戶，所以，時常按摩、洗浴鼻子

有助於增強肺臟功能。每天以手指按摩鼻翼兩側的迎香穴15～20次，每天1～2次可有效預防傷風感冒。

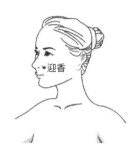

心情舒暢防秋愁

立秋已過，天氣轉涼，秋天涼爽宜人的天氣使不少人感到很舒適，但秋天氣候乾燥，氣溫變化不定也容易影響人的心理及生理。中醫學認為，秋應於肺，肺可引起人悲憂的情緒變化，這個時期也是憂鬱症的高發期。因為從夏天進入秋天，陽光照射逐漸減少，研究證明大腦內的松果體內含有豐富的5-羥色胺，它在特殊酶的作用下會轉變為褪黑激素。褪黑激素的分泌受到光照的制約。強光照射時，褪黑激素分泌減少，在暗光下褪黑激素分泌增加。人體內褪黑激素多時心情會受到壓抑，反之則心情愉悅。由於光照對褪黑素的影響也會影響人情緒及精神狀態，因而產生了秋愁的病理變化。

秋季的一天，一位患者求診於路老。患者為28歲女性，入秋以來，出現睡不安穩、易驚早醒、心情不佳、總是高興不起來、焦慮、白天困倦、懶得動、活動後氣短、食欲不振，最近月經也不正常了。路老看過病人後寫道：秋應於肺，肺傷則情緒悲觀、神魄失守、心神不寧，故睡眠障礙、情緒不佳，治以補

肺健脾養血安神。用了清代名醫喻嘉言養肺陰的方子「清燥救肺湯」加減，一週後患者症狀即明顯改善，睡眠和情緒均有好轉，如法調理兩週後，患者就痊癒了。這個例子就是路老根據季節的變化，因人、因時，又分析病在何臟，辨證施治而收到了很好的效果。

如何在秋季調整好心情，防止疾病發生呢？路老提醒我們注意以下幾點：

1. 加強日照和光照。陰雨天或早晚無陽光時，盡量打開家中或辦公室中的全部照明裝置，使屋內光明敞亮。還應在光線充足的條件下進行活動，以調整情緒，增強興奮性、減輕或消除憂鬱感。陰天時，可打開室內燈光，多吃一些含糖量高的食物，以增強機體的活力，幫助調節心情，還要多吃富含維生素的食物，如全麥麵包、蔬菜、雞蛋等。喝咖啡及濃茶也有助於消除悲觀情緒。

2. 保持樂觀的情緒。心情煩悶時，看看青山綠水、嫋嫋炊煙，疲勞、苦悶之感頓消。遇有煩事可找知心、明白事理的親友，向其傾吐心裡話。看看喜劇電影也可達到消除不良情緒的作用。

3. 適合秋季食用的食物有小米、玉米麵、蕎麥麵、豆麵、胚芽米、糙米等，這些含有人體所需的胺基酸及優質蛋白質、各種礦物質及維生素，可以調節內分泌、平衡情緒、鬆弛神經。

堅果類食物，如杏仁、核桃、榛子、松子等，有較多的不飽和脂肪酸，能啟動大腦的神經反射活動，補充大腦營養，強健大腦系統，緩解因長期腦力活動而帶來的疲勞。

菌類食物如香菇、蘑菇、平菇、黑木耳、白木耳等，含有相當高的蛋白質、多種胺基酸、維生素、多糖類、礦物質等營養成分，有調節內分泌、清熱解毒、鎮靜安神等功效。

海鮮類和藻類如魚、蝦、蟹、墨魚、海帶、紫菜、裙帶菜等，含鈣、鐵、鋅、碘、硒、錳、銅等豐富的營養成分和維生素，具有安定情緒的效果。

蔬菜類如香蕉、番茄、洋蔥、菠菜、胡蘿蔔、大蒜等，含有豐富的維生素，可增強記憶力，具有平衡心理壓力的作用。還有溫熱的牛奶，有鎮靜、緩和情緒的作用，尤其對經期女性特別有效，可以幫她們減少緊張、暴躁和焦慮的情緒。香蕉中不但含有降血壓的鉀元素，還含有能改善情緒的物質。它能幫助大腦產生5-羥色胺，這種物質不但能促使人的心情變得快活和安寧，甚至可以減輕疼痛，還能使引起人們不佳情緒的激素大大減少。適合秋季食用。

4. 適量的運動。秋季運動不能離開「收、養」，要把保養體內的陰氣作為首要任務，即運動量不宜過大，應循序漸進，尤其是老年人、兒童和體質虛弱者，太極拳、慢跑、登高等是比較適宜的運動。

5. 保持良好的睡眠，白天要緩解壓力，晚上不要加班，晚飯後可到公園散步，跳跳集體舞，以放鬆心情，還可睡覺前泡泡腳，做一做頭部的按摩，對睡眠都有幫助。

仲秋「燥」氣當令，補養肺陰為先

農曆八月的仲秋，白露過後，雨水漸少，氣溫降低，晝熱夜涼。中醫認為「熱生濕，寒生燥」。這個季節的氣候特點是「燥」氣當令。燥氣內應於肺，故燥邪盛時，最易損傷肺臟，而出現肺部疾患，所以仲秋階段應特別重視肺部的養生保健。在日常起居上要「早臥避風寒，早起領秋爽」，心情上要「精神內守，不急不躁」，使肺氣在秋季得以平和，使肺的呼吸功能保持正常，這是秋天的養肺之道。

食療養肺

秋季食療應注意燥易傷陰的特點，通過調節飲食，達到生津潤肺、補益肺氣的作用。古人有「形寒飲冷則傷肺」的說法，所以飲食上避免或減少食辛辣燥熱之物的同時，也不要飲冷貪涼。養肺飲食應多吃玉米、黃豆、冬瓜、番茄、蓮藕、甘薯、貝類、海參、梨等，並按個人體質，以及胃腸情況酌情酌量選食。

常笑宣肺

笑，是一種很好的健身運動，它能擴張胸廓、增大肺活量、伸展胸肌，有益於體內臟腑器官的健康，還能消除疲勞、減輕或消除憂鬱情緒、緩解煩悶的心情、宣發肺氣，因此，秋季經常笑一笑，對肺臟特別有益。

鍛鍊呼吸功能

肺主氣，司呼吸。養肺還應注意鍛鍊呼吸功能，適當做一些有助於增強肺功能的呼吸運動，以強健肺氣，增加肺臟抵禦外邪侵害的能力。

下面為大家介紹幾種呼吸操：

1. 養肺呼吸操。第一步先做縮唇呼吸，深吸氣，然後將口唇呈吹口哨狀，用力呼氣，連續做5次。然後再做腹部呼吸，身體平躺仰臥，兩腿屈膝，一隻手放在胸部，另一隻手放在腹部，用鼻吸氣時腹部漸漸隆起，用口呼氣時腹部收縮，連續做5次。每天早晨和晚上各做1次，每次5～10分鐘。練習時要自然，全身肌肉放鬆，不要憋氣。用鼻吸氣，嘴呼氣，吸氣稍快，呼氣稍慢。

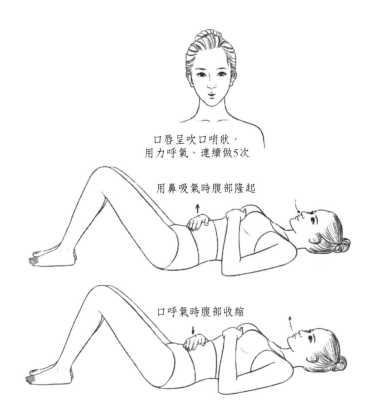

口唇呈吹口哨狀，
用力呼氣，連續做5次

用鼻吸氣時腹部隆起

口呼氣時腹部收縮

2. 健肺呼吸操。首先身體站立，兩臂自然下垂，兩腳間距同肩寬。然後吸氣，雙手循身體緩慢向上方伸展，儘量深吸氣以擴展胸部，同時抬頭仰視，呼氣時雙手緩慢放下。做完上述動作，再緩慢吸氣，右臂外展齊肩，左臂屈曲與右臂平行，隨上身向右後方轉動，轉回時呼氣。隨後，緩慢吸氣，左臂外展齊肩，右臂屈曲與左臂平行，隨上身向左後方轉動，轉回時呼氣。

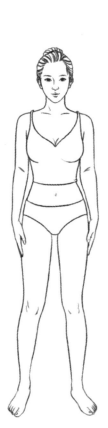

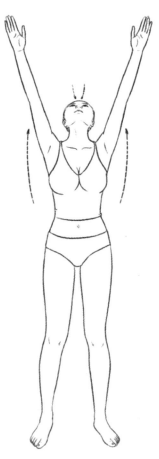

身體站立，兩臂自然下垂，
兩腳間距同肩寬

吸氣，雙手循身體緩
慢向上方伸展，儘量
深呼吸以擴展胸部，
同時抬頭仰視

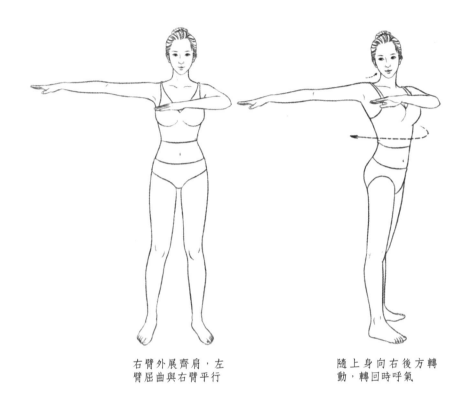

右臂外展齊肩，左
臂屈曲與右臂平行

隨上身向右後方轉
動，轉回時呼氣

3. 強肺呼吸操。身體平臥，兩手用力抱左膝，壓至胸部，同時深吸氣，然後伸展左腿，緩緩呼氣，右側同左。兩側做完後，手抱雙膝，深吸氣，用力擠壓腹部和胸部，同時呼氣，以助多排出肺內的氣體。

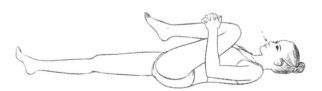

身體平臥，兩手用力抱左膝，壓至胸部，同時深吸氣

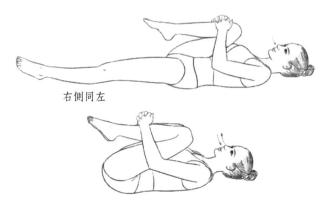

右側同左

手抱雙膝,深吸氣,用力擠壓腹部和胸部,同時呼氣,以助多排出肺內的氣體

4.舒肺呼吸操。身體站立,頭後仰,挺胸伸頸,兩手抱肩,足跟提起,深吸氣,足跟落地,緩緩呼氣。老年人頻率稍慢,年輕人頻率可稍快,連續做20～40次,每日早晚各做1次。

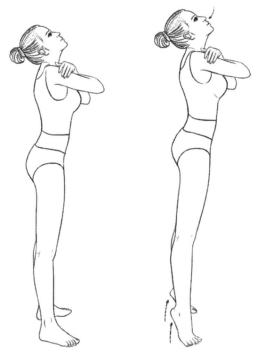

身體站立,頭後仰,挺胸伸頸,兩手抱肩足跟提起,深吸氣,足跟落地,緩緩呼氣

　　5. 起落呼吸操。全身放鬆，自然站立，兩腳分開與肩同寬，雙手自然下垂。下蹲時，雙手手心向上，沿身體兩側上舉至頭頂，同時吸氣。起立時，雙手自然下落，同時緩緩呼氣。下蹲或起立、雙手高舉或下落、吸氣或呼氣三者要同時進行，每次起落，動作要儘量緩慢，可連續做10～30次。本操適合青壯年人鍛鍊。

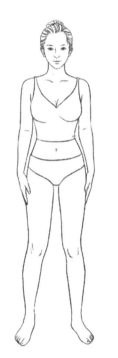

兩腳分開齊肩，雙手自然下垂

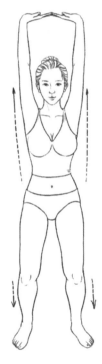

下蹲時，雙手手心向上，沿身體兩側上舉至頭頂，同時吸氣

補水潤肺陰

　　水是補養陰液最好的物質，秋季養肺最簡便的飲食方法就是積極補充水分。秋季氣候乾燥，人體大量流失水分，因此秋季要積極補充水分，每日的飲

水量至少要比其他季節多出500毫升以上，以保持肺臟與呼吸道的濕潤，多飲水還能沖刷咽部，抑制呼吸道裡有害的微生物，以預防疾病。

中醫認為「肺與皮毛相表裡」，所以應經常沐浴保持皮膚清潔，這對促進血液循環、使肺與皮毛血氣相通、保持肺臟生理功能正常是十分重要的。

常按養肺穴

秋季養肺可以常按幾個養肺穴：列缺、太溪和魚際。列缺、魚際均為肺經穴位，太溪是腎經穴，中醫講金水相生，通過按摩太溪可以補腎陰，調節肺的津液，防止燥邪傷肺。

列缺取穴：雙手虎口交叉，食指之下腕關肺經上即是。

太溪取穴：內踝尖與跟腱中點凹陷處。

魚際取穴：大拇指第三指骨掌面中點。

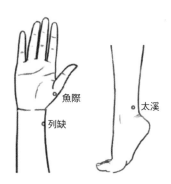

除秋燥不可忽視除秋濕

進入初秋，陽氣肅殺，陰氣漸盛，天氣逐漸轉涼，早晚溫差很大，經常會感覺到口鼻發乾、皮膚乾燥。因此多數人養生都會注意防秋燥，而路老認為，此時防秋濕同樣重要。

曾有一位眩暈患者因發燒誘發腹瀉，同時伴有失眠多夢、思慮過度、急躁易怒、手腳冰涼、天熱時容易出汗等症狀。這位患者形體偏瘦，面色微黃少澤，舌質紫暗，苔薄白膩，脈沉細弦小滑，而且有10年的高血壓病史。因形體消瘦，急躁易怒，辨證屬於木性體質，容易肝氣鬱結。肝鬱可剋脾土，肝鬱化火擾心，肝火上擾於頭目，因此出現上述症狀。路老擬定了調心脾、清頭目，佐以益腎的治療方法。處方：五爪龍30克，生黃芪15克……開方時，路老沉思片刻後說道：「秋天了，加點荷葉。」又在處方中加入荷葉10克後下。當時我們聽了不得其解，如果單純治療眩暈，加入荷葉升清，很好理解，可是路老卻說，「秋天了，加點荷葉」。這與秋天有什麼關系？後來通過查閱書籍，我才瞭解了其中的奧妙。

秋主收斂，其氣清肅，自然界呈現一派肅殺景象，氣候乾燥，燥氣太過，傷人致病則為燥邪。《素問·生氣通天論》曰：「秋傷於濕，上逆而咳，發為痿厥。」在一年二十四節氣的自然特性中，自大暑至白露，是陽熱下降、餘熱尚存、困濕薰蒸、雨濕較盛的節氣。而大暑是夏季的最後一個節氣，白露是秋季中期的節氣，此時正值濕土司權，則濕邪容易傷人犯病，所以說「秋傷於濕」。在季節及自然特性上已具備了「秋濕」的特殊條件，因此，在臨床上，

尤其是初秋時節，也可見秋季被濕所傷之病症。如果單純認為秋季只有燥邪為患，對秋濕認識不夠，則秋濕為患的病症將會被誤認為秋燥所傷，治療亦誤以滋潤清燥，結果則南轅北轍，適得其反。

所以在臨床上，秋季就診病人，當詢問其飲食居住，根據其體質，結合當年時令所在，分辨其燥與濕的原因，靈活用藥。燥為秋季之主氣，易傷津液，故臨床上不論燥還是濕，都應時時固護津液，既屬濕患，亦當芳香化濕，慎用大辛大熱之品。

秋燥與秋濕，一方面是因為時令節氣，秋雨綿綿，天陰氣濕，加上秋天涼氣襲人，地濕霧濃，傷人則多泄瀉、痢疾、嘔吐之病。另一方面則由於地域環境不同，如地近江湖之濱、高山林茂之所，熱氣蒸發，濕濁薰蒸，濕氣侵入則出現肢體沉重、頭重、食欲不振等症。另外還由於個人稟賦的不同，如形體肥胖或酒客，素體濕盛，恣食生冷，涉水淋雨，多病秋濕，見噁心嘔吐、大便泄瀉等症。

濕燥二者互為悖逆，在秋季這個熱逝寒複、陽消陰長的特殊節氣裡也可同時存在。強調秋季容易因濕而致病，但並不否認秋季還會因燥而致病，濕與燥在秋季均可成為致病因素，在臨床既可見秋傷於濕，亦可見秋傷於燥，或者是外燥內濕兼見。

晚秋時節天愈寒，理智進補防中風

農曆九月的晚秋，人們又稱為季秋、窮秋，有人還根據此時菊花的盛開，稱其為菊月。這個月有寒露、霜降兩個節氣，九月初九還是中國傳統的重陽佳節。晚秋的氣候可用民間的一句諺語來形容：「一場秋雨一場寒。」尤其是中

秋節過後，秋風陣起，寒氣漸襲，氣溫會驟降，對一些患有慢性疾病的人來說，如慢性支氣管炎、肺氣腫、肺心病、風濕性關節炎以及心腦血管疾病等，是容易復發或加重的時期。所以路老叮囑大家，此時養生的重點除了防止燥邪傷人，還要注意寒邪的傷害。要注意運動，提高自己對寒冷的耐受力，適時增加衣服，但不宜一次增加太多。老年人和患有慢性疾病的人，則更應注意防寒保暖，防止因天氣驟變而引發舊疾。

晚秋氣候轉寒是進補的大好時節。路老推薦羊肉和芡實為最佳食補選擇，可用芡實燉羊肉，也可用芡實加大棗、糯米、紅糖熬粥食，還可以用蘿蔔燉羊肉食用，但烤羊肉一定要少吃，以免助濕生熱。可多吃一些含豐富蛋胺酸的食品，如芝麻、葵瓜子、酵母、乳製品、葉類蔬菜等，它們能加快脂肪代謝，有預防血脂升高的作用。還要注意補充如蝦皮、花生、豆製品等富含多種維生素的食品。老年人可服用生地粥：生地黃10克洗淨，加適量水煎煮1小時，去渣，再加入洗淨的白米，煮爛成粥即可。還有百合蓮子粥等，可以起到滋補肺腎、潤燥生津、防病延年的作用。

秋季是豐收的季節，各種瓜果大量上市，若食之不當，會造成痢疾、腹瀉。所以，食用各種瓜果要適量，不僅要洗淨再食，還不可恣意多食。有人將這些瓜果稱為具有清熱生津作用的「白虎湯」，過食會損傷脾胃的陽氣，造成消化系統的疾病。有諺語道：「天時雖熱，不可貪涼，瓜果雖美，不可多食。」

另外，根據路老多年的臨床經驗總結：晚秋氣溫驟降，是一年中最易發生中風的季節。中風病人在發病數日或數月前，都有不同程度的小中風症狀，如語言不清、吞咽困難、視力模糊、半身麻木或無力等。這些症狀大多是暫時性的，一段時間後便會自然消失，中老年人對中風預兆應保持高度警覺。

2009年9月，北京一位78歲的張老伯，因為前一天晚上高興喝了一點酒，第

二天早晨起床後即出現右側身體乏力而突然摔倒，被家人急送到醫院後，診斷為腦中風。由於秋季氣候冷熱多變，晝夜溫差懸殊，導致老年腦中風病人增加不少。

預防中風可以適當吃些番茄、洋蔥、大蔥、生薑之類的蔬菜，有助於抗凝血和抗血栓，減少中風的發生及發展；每天一小時的散步和其他柔和運動，有利於通經活絡、應對氣溫高低變化；睡覺以平枕為宜，高枕可能會因腦血流減少、微循環減慢而促發中風。

除此之外，秋季涼爽之時，人們的起居時間也應作相應的調整。《素問·四氣調神大論》明確指出：「秋三月，早臥早起，與雞俱興。」早臥以順應陰精的收藏，早起以順應陽氣的舒達，人是大自然的產物，順應自然的養生，才是最正確的做法。

十款最適合秋季進補的養生粥

進入秋季後，隨著氣溫逐漸下降，人們的胃口也好了起來。在中國北方，每到這個季節都有「貼秋膘」的習俗，就是到了這個季節，要多吃些營養豐富的食品，補養身體。

秋季的確非常有必要進補，因為經過一個漫長酷暑的煎熬，人體內的蛋白質、微量元素及脂肪等營養都耗損了不少。而且，秋天適時進補可以恢復體力，為接下來的嚴冬打好基礎。但是，進補也是有講究的。如果什麼都不懂，盲目進補，不僅達不到應有的效果，還可能適得其反。中醫認為「脾為後天之本」「內傷脾胃，百病由生」。所以，路老常常告誡道，保護好脾胃功能，防止脾胃的損傷，使脾胃功能健康運轉，是補養身體的關鍵所在。

　　夏季，人們常常因酷夏貪涼飲冷，使脾胃的功能受到不同程度的影響，到了秋季如果大量進食補品，處於虛弱狀態的胃腸將無法承受這些補品的負擔，導致消化功能紊亂。若能調理好脾胃的功能，使脾胃充分發揮消化吸收營養物質的作用，人體也會隨之健康。所以，進補的過程可以說是調理脾胃的過程。粥類食品營養豐富、易於消化、不傷脾胃，因此秋季多進粥食是補養身體、健脾胃最好的食補方法，但要根據自身的具體情況來選擇食材。

　　俗語說「秋季平補，冬季滋補」，所謂平補，就是宜選用補而不峻、不燥不膩的平補之品，如茭白、南瓜、蓮子、桂圓、黑芝麻、紅棗、核桃等。路老推薦十款秋季補脾養生粥。

　　1. 薏仁粥。薏仁70克、白米50克、鹽適量。將白米、薏仁洗淨，放入鍋內煮成粥加鹽即可。具有健脾胃、祛風濕、消水腫的作用。適合各類人群秋季食用。

　　2. 山藥糯米粥。糯米50克、山藥300克、白砂糖適量。將糯米洗淨，加水燒開，再用溫火煮成粥。山藥洗淨去皮，切成丁狀，待粥熟後，將其放入同煮，至山藥熟透，加糖調味即可食用。具有補養脾胃，調理胃腸的作用。

　　3. 茭白豬肉粥。茭白100克、白米100克、豬肉末50克、香菇25克，精鹽、味精、食用油各適量。將茭白削皮洗淨，切絲待用；香菇切成碎末。在炒鍋內放入少量食用油，六分熱時放入豬肉末炒散，加入茭白絲、香菇末、精鹽、味精合炒入味，盛入碗內備用。將洗淨的白米熬粥，粥成後加入炒好的茭白，稍煮即成。這款粥營養豐富，味道鮮美，具有清熱解毒、調補脾胃、利水通便的作用。

　　4. 南瓜百合粥。南瓜250克、鮮百合50克、白米100克、冰糖適量。將南瓜洗淨去皮、切丁，鮮百合摘瓣洗淨。將白米洗淨後煮熟，用文火熬熟，加入南瓜丁煮爛，再放入冰糖、百合，煮沸即可。南瓜營養成分豐富，脂肪含量較低，易於消化和吸收，還可通便。配合滋陰潤肺的百合，具有健脾滋陰潤燥的作用。

5. 桂花栗子粥。板栗50克、白米100克，糖、桂花適量。將板栗、白米洗淨，一起放入鍋內煮成粥，加入糖、桂花即可。這款粥清香宜人、黏糯適口。栗子含有豐富的蛋白質、碳水化合物及各種維生素，既能健運脾胃、增進食欲，又能補腎強筋骨，尤其適合老年人食用。

6. 紅棗小米粥。紅棗50克、小米150克、白糖適量。將紅棗用水泡軟洗淨後，同洗淨的小米一起下鍋，用大火煮開，然後文火慢慢熬煮，待熟後放白糖調勻即可食用。紅棗、小米皆是滋補佳品。此粥具有健脾養血、滋養肌膚的功效。

7. 藕汁糯米粥。糯米200克、嫩藕2節，白糖、桂花適量。將藕洗淨去皮、切段，用食物調理機製成醬後，濾去渣滓，取藕汁水備用。將淘洗乾淨的糯米與藕汁一同入鍋，加入足量清水同煮成粥，再加入白糖和桂花，稍稍煮沸即成。這款粥口味清淡，藕香爽口，具有清熱生津、補脾健胃的功效，是老幼婦孺、體弱多病者的滋補佳品。

8. 胡蘿蔔粥。胡蘿蔔1個、白米100克。將胡蘿蔔洗淨切片，用植物油稍稍煸炒，與洗淨的白米同煮成粥，即可食用。該粥清香爽口，具有健脾和胃養顏的功效。秋季天氣乾燥，人們多出現皮膚粗糙、口唇裂皮、眼睛乾澀、頭屑增多等症狀，胡蘿蔔粥對這些症狀有一定的防治作用。

9. 菊花白米粥。菊花5克、白米50克。將白米洗淨熬成粥，再放入菊花，用文火煮5分鐘左右即可。該粥色澤鮮亮微黃、氣味清香，具有散風熱、清肝火、和脾胃的功效，對秋季風熱型感冒有較好的治療功效，同時也有防治心血管疾病的作用。

10. 銀耳大棗粥。銀耳5克、大棗5枚、白米100克、冰糖適量。將銀耳放入溫水中泡發，去蒂及雜質，白米、大棗洗淨，一起放入鍋內，加水用大火燒開，文火慢燉，至銀耳爛熟，白米成粥後，加入冰糖即成。該粥色澤亮麗、黏軟甜滑，具有滋養肺胃、預防秋燥的作用。

秋燥傷人，自製茶飲有助滋陰潤肺

由於秋燥的緣故，人們常感到口乾咽乾，飲茶是補充津液最好的方法。飲茶不僅可以生津止渴，而且茶葉中的營養成分還有保健養生、防病治病的作用。

烏龍茶

烏龍茶性味介於綠茶、紅茶之間，不寒不熱，有潤燥生津、清除內熱的作用。烏龍茶中含有一種生物鹼，具有抗疲勞的功效，秋季出現肺燥、秋乏，正適合飲用此茶。

烏龍茶主要產於廣東、福建、臺灣等地。產品主要有鐵觀音、大紅袍、水仙、武夷岩等。鐵觀音是烏龍茶中的極品，其特點是茶條捲曲、肥壯圓結、沉重勻整、色澤砂綠，整體形狀似蜻蜓頭、螺旋體、青蛙腿。沖泡後湯色金黃濃豔，有天然馥鬱的蘭花香，滋味醇厚甘鮮，飲後滿口生香，回味無窮。鐵觀音茶香濃而持久，可謂「七泡有餘香」，非常適合秋季飲用。

雪梨茶

梨素有「百果之宗」的稱謂，對秋燥症有獨特的療效。中醫認為，雪梨性微寒味甘，能生津止渴、潤燥化痰、潤腸通便等，主要用於熱病津傷、心煩口渴、肺燥乾咳、咽乾舌燥或噎嗝反胃、大便乾結、飲酒過多之症。秋令時節，雪梨豐收，每日堅持吃1個雪梨，對秋燥有一定的防治作用。雪梨除了生食，不同的吃法有不同的功效，民間素有「生吃清六腑熱，熟食養五臟陰」的說法。

雪梨茶有生津止渴、養陰清熱、潤肺滋胃、清熱消痰的作用，最適合秋季飲用。製作方法很簡單：雪梨1個、綠茶5克、冰糖適量。先將雪梨切成薄片與綠茶混合，放入冰糖，煎煮10分鐘左右即可飲用。秋季常喝雪梨茶可以預防秋燥，對經常咽乾的人有良好的養護作用。對患有慢性支氣管炎的人來說，秋季多飲雪梨茶，有預防冬季發病的作用。但雪梨性寒，脘腹冷痛、脾虛便溏的人要慎用，不宜多食、多飲。

蘿蔔茶

白蘿蔔中含有豐富的營養成分，具有很高的藥用價值，與綠茶同飲，有清肺熱、化痰濕、理氣開胃的作用，同時可利水消腫。

製作方法：白蘿蔔100克、綠茶5克、食鹽少許。先將蘿蔔洗淨切成片煮爛，略加食鹽調味（不加味精）。再用開水沖泡茶葉，加蓋燜5分鐘左右，倒入蘿蔔汁中即可飲用。脾胃虛寒、經常腹瀉的人不宜飲用。

銀耳茶

銀耳是日常生活中常用的食材，具有潤肺化痰、生津止咳、益胃清腸的功效。銀耳中所含的胺基酸、維生素等具有保養身體、益壽延年的功效。

製作方法：銀耳20克、綠茶5克、冰糖適量。將銀耳洗淨，用冷水泡發，加水與冰糖燉爛，再將綠茶用開水沖泡5分鐘，倒入銀耳湯中，攪拌均勻，即可飲用。具有滋陰降火、潤肺止咳、利濕消炎的功效，尤其適用於秋季陰虛咳嗽的人飲用。

荸薺茶

荸薺也是秋季常食的食品，其性甘寒，味道甜美。中醫認為其具有清解肺胃邪熱的功效，而且作用平和，不會滋膩滯胃或寒傷脾陽，適合那些陰虛肺燥、咳嗽多痰、口燥咽乾或肺熱咳嗽、痰濃黃稠、煩渴便祕的人食用。

製作方法：新鮮荸薺200克、綠茶5克。新鮮荸薺洗淨去皮、榨成汁，綠茶用開水沖泡5分鐘，把茶水兌入荸薺汁中即可飲用。具有清熱化痰、開胃消食、生津潤燥的功效。由於荸薺中含有豐富的植物纖維，有通便作用，故對改善大便祕結也有一定的功效，但脾虛腹瀉的人最好不要飲用。

秋天不僅適合進補，更是排毒的大好季節

「排毒」在眼下是個時髦的詞，市場上的排毒產品琳琅滿目，讓人眼花繚亂，但路老最推崇的排毒方式是：啟動人體的天然排毒功能。

路老說，秋天是進補的季節，更是排毒的大好季節。因為秋季之前是炎熱的夏季，夏季驕陽似火，中醫認為「熱生濕」，濕熱之邪作為「毒素」在體內潛藏下來，逐漸增多，而且秋季主「收」，萬物趨向於以收藏為用，毒素也容易蓄積在體內，如果不能得到很好的排泄，就會堆積在體內，導致各種疾病。所以秋天養生的一項重要內容就是：排毒。

要排毒，我們先要明白這些毒素都是怎麼來的。弄清了毒素產生的原因，才能有針對性地開展排毒大戰。中醫認為人體的毒素總體上可分為兩類，一類是「外來毒素」，另一類是「內生毒素」。外來毒素是指來源於人體之外的，如大氣汙染、水汙染、農藥殘留等有害人體健康的致病物質；內生毒素是指人體在新陳代謝中產生的各種廢棄物。人體毒素堆積的主要原因也有兩個方面：

一是人體攝入毒素過多；二是人體衰老，臟腑器官的功能減弱，不能及時將毒素排出體外。

那麼人體中到底都有哪些「毒素」呢？主要有水毒、脂毒、淤毒、痰毒、濕毒、氣毒、火毒等，都是由於排除不暢，體內的毒素堆積過多所引起。體內毒素蓄積過多的信號主要有：頭暈、煩躁不安、疲勞乏力、昏昏欲睡、食欲不振、大便祕結、睡眠不佳等。

正常情況下，人體有一套完善的、動態的排毒系統，大多數毒素可以通過腸道、尿道、身體的汗腺等途徑排出。但當人體處於病理狀況，或者過度勞累、工作緊張、睡眠不足等情況下會直接影響體內的代謝系統，導致毒素難以排出，體內毒素的蓄積可導致習慣性便祕、身體疲勞、機體代謝綜合症、情志精神疾病等，甚至引發肝炎、高血壓、冠心病、腦血管病、肥胖症、糖尿病等嚴重的疾病。

那麼，我們應該怎樣充分調動體內的自然排毒系統呢？首先，要注意排毒的時間。按照中醫一天十二時辰的養生規律，卯時（早晨5～7點）、午時（中午1～3點）、酉時（午後5～7點）分別為大腸經、小腸經、腎經當令的時間，可通過飲食的方法定時排便，多飲水增加排尿量，以達到排毒的作用。

第二，要注意保持身體的「三通」，即大便通、小便通、汗液排泄通，這是人體自然排出毒素的重要管道，必須要保持通暢。其中大便能將人體50%的毒素排出體外，所以一定要養成定時排便的習慣。一般來説，最好的排便習慣是每兩天三次排便。正常人每天吃500克左右的蔬菜、適量粗糧是遠離便祕的好方法。

第三，注意秋季的飲食。秋季時熱時涼，熱時人體出汗較多，應注意避免長期待在有空調的房間內；多飲水，綠豆湯、綠豆粥是不錯的選擇；多吃一些含水分高的果蔬，如鴨梨、冬瓜等。蜂蜜味甘、性平，自古就是滋補強身、排毒養顏的佳品，還具有潤肺止咳、潤腸通便的作用。每天喝一杯蜂蜜水，能夠

喚起身體器官的排毒功能，開啟一天的排毒計劃。飲食療法是非常有效的，秋季可經常食用的排毒食物有：蘑菇、木耳，它們具有清潔血液、排毒解毒、消胃滌腸的功效；黃瓜具有清熱解毒、生津止渴的功效；胡蘿蔔具有養血排毒、健脾強胃的作用；苦瓜具有解毒、養顏美容的功效；海帶是化痰平喘、排毒消炎、通便的理想食物；荔枝是解毒止瀉、生津止渴、排毒養顏的理想食品；茶葉被譽為清熱除煩、消積化積、通利下便、排除毒素的衛士；豬血、鴨血具有解毒清腸、補血養顏、排除毒素的作用。

路氏養生妙方之

天樞促排毒

除了飲食療法，常按天樞穴也能促進排毒。天樞，顧名思義是樞紐的意思，它能調節氣機的升降，幫助胃腸降濁。天樞穴位於肚臍兩側兩寸。按摩這個穴位可促進胃腸蠕動及血液循環，早晚自我按摩有助於排便。

按摩方法：一是用掌心揉按，順時針按摩50下，再逆時針按摩50下，每天早晚各1次，有促進腸蠕動之效；二是揉搓全身的肌膚，每晚睡前和早晨起床前，用手掌揉搓全身肌膚數十下，以皮膚微紅或微熱為度，可促進皮膚的血液循環、新陳代謝。

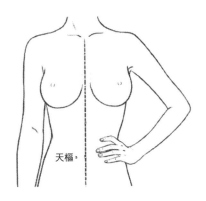

天樞。

另外，通過適量運動，增加身體排汗量，對排除體內毒素也是一種非常有效的方法。

第五章

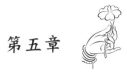

冬季養生，重在養腎固精

　　冬三月草木凋零、萬物閉藏，人的陽氣也要潛藏於內。陽氣閉藏後，人體新陳代謝緩慢，於是要依靠生命的原動力——「腎」來發揮作用，以保證生命活動適應自然界變化。路老認為，冬季腎臟機能正常，才能調節機體適應嚴冬的變化，否則會導致新陳代謝失調而產生疾病。因此，冬季養生的重點就是「養腎防寒」。

腎為先天之本，冬季要養腎固精

冬季白天短、夜間長，是一年中氣溫最低、陰氣最盛的時期。《黃帝內經》中說：「冬氣之應，養藏之道也。」冬季在五臟應於腎，腎有藏精，主生長、發育、生殖等功能，被稱為「先天之本」，也是人體元陰元陽的根本。冬季主閉藏、主腎，腎臟應和冬季的氣候特點，腎精宜藏不宜泄。而且精氣是構成人體的基本物質，精的充實與否，也是決定人能否延年益壽的關鍵。精氣流失過多，會有礙「天命」。冬季藏精，首先要節制性生活，以免腎精虧損，陽氣耗散。

冬季起居方面，路老引用《黃帝內經》中「冬三月，此謂閉藏，水冰地坼，無擾乎陽，早臥晚起，必待日光」的原則，建議大家晚上提早睡覺，早晨可隨著太陽初升起床。注意保暖，避免汗出，防止陽氣外泄。冬季養生的基本原則是順應陽氣的潛藏，以斂陰護陽為根本。

路老強調，冬季養生著眼於「藏」。具體到人的精神活動，則要保持精神安靜，儘量控制自己的情緒，最好能做到含而不露，把神藏於內，不暴露於外。在神藏於內時還要能調節不良情緒，遇到不順心、不高興的事，要學會自我調節，儘快恢復平和的心態。還要防止季節性情感失調症的發生。所謂季節性情感失調症，是指一些人在冬季發生情緒抑鬱、懶散嗜睡、昏昏沉沉等現象，這種現象多見於青年，尤其是女性。預防的措施，一是多曬太陽以延長光照時間，二是加強運動來調整機體的植物神經功能，減輕緊張、激動、焦慮、憂鬱等狀態。冬天要多吃富含維生素C的新鮮蔬菜和水果，以及富含維生素B_1、維生素B_2的豆類、乳類、花生、動物內臟等，以補腎益氣、調節情志，保持愉

快的心情和樂觀的情緒。

　　冬天，人們為了室內保暖經常門窗緊閉，路老認為這對健康無益。緊閉門窗會導致空氣中的微生物、病毒、病菌滋生，長期在室內呼吸缺少氧氣的空氣，人就容易生病。所以，天氣雖冷，還是應該定時開窗換氣，使室內保持一定量的新鮮空氣。

　　冬季還要注意養體以提高耐寒能力，養體就是加強運動。路老長期以來，養成了早練八段錦，傍晚散步的習慣，即便冬季也從不間斷。俗話說「冬天動一動，少鬧一場病，冬天懶一懶，多喝藥一碗」，冬季鍛鍊能起到強身健體防寒的作用，但冬季鍛鍊不宜過早，宜隨著太陽的初升活動，運動量要適當，散步、慢跑、打太極拳都是很好的運動方式。只要持之以恒，定能達到健腎強體之目的。

吃得好，腎才好

　　一般人都知道「冬季進補，開春打虎」的俗語，那麼冬季為什麼要進補，又如何進補呢？前面路老提過，冬天屬於「閉藏」的季節，腎主封藏，也就是說冬季進補是為了補腎、養腎，使腎精更為充盈，來年身體更好、更少得病，這體現了中醫未病先防的思想。

　　冬季進補一宜溫腎填精。適當攝入營養豐富、熱量高、易於消化的食物，如羊肉，可以補虛益腎、提高免疫力，是冬季很好的補品；也可食用藥膳調理，如牛肉200克，鮮山藥250克，水煎，待肉爛熟，食肉飲湯，可以補脾益腎；也可食用溫性水果，如大棗、柿子等，可補血、益腎、填精。

二宜果蔬補體。冬天是蔬菜的淡季，應注意多攝入富含維生素A、維生素B群、維生素C的蔬菜和水果，如白菜、白蘿蔔、胡蘿蔔、豆芽、油菜、蘋果、橘子等，還要多吃富含鈣、鐵、鈉、鉀的食物，如蝦米、蝦皮、芝麻醬、豬肝、香蕉等。

三宜運脾進補。冬季氣溫驟降，脾受寒困，運化功能不能很好地發揮，故冬季食療應以補陽運脾為主。「虛則補之，寒則溫之」，溫補脾陽，多吃溫性運脾食物，如白米、蓮子、芡實等，或食鱔魚、鰱魚、鯉魚、白帶魚、蝦等水產品。

四宜辨證食療。冬季要根據自身情況，有針對性地進行食療。若本身已患有疾病，要遵照醫囑，不可盲目食療。比如糖尿病患者，可用淮山藥、葛根粉等作為食療，但忌用白米及其他含糖較多的食物。若血脂過高或有動脈硬化、冠心病、膽囊炎、痛風等疾病，則不可食用高蛋白、高脂肪、多糖分的食品，如甲魚、桂圓等。進食這類食品會使病情加重。

對於不同年齡的個體，補益也有不同，如青少年學習負擔重，睡眠不足，可導致心脾兩虛或心腎不足，可選用蓮子、何首烏等；小兒內臟嬌弱，易虛易實，飲食不節易傷脾胃，可在冬季用茯苓、山楂、大棗、薏仁、紅豆等健脾益氣；中青年人工作負荷重，不注意休息，損傷氣血，可以用龍眼肉、黃芪、當歸等補養氣血；老年人身體虛弱，可以選用杜仲、何首烏、巴戟天、肉蓯蓉、枸杞子、女貞子等辨證進補。此外，男女不同補益原則也不一樣。男子以陽氣為本，應側重於補陽，可選用鹿茸、淫羊藿、仙茅、肉蓯蓉、補骨脂、狗脊等溫陽補氣。女子以陰血為本，應側重於補陰，可選用阿膠、龜鹿二仙膠、女貞子、枸杞子、麥冬、熟地等補陰養血。

冬季進補禁忌

1. 有外感症狀的人不能進補。

2. 熱毒內盛之人不能進補。

3. 慢性病患者宜緩補，不能峻補，或在中醫的指導下進補。

4. 大便硬結、便祕者不能進補。

5. 進補時，應保持充足睡眠。如果每天睡眠不足，請勿進補。

6. 應保持良好心情，性情急躁的人也不宜進補。

總的來說，冬季天氣寒冷，身體出現陰盛陽衰的變化，可以適當進補，但要掌握補益的原則，最好去看中醫，根據每個人的具體情況辨證調補。

腎脾親如兄弟，養腎莫忘補脾

我們知道冬季是養腎的季節，但養腎的同時也要補脾，為什麼呢？因為腎為先天之本，脾為後天之本，這兩者就像親兄弟，先天與後天互相補充，產生生命的動力，推動各個臟腑的功能。路老認為，脾為人體氣血生化之源，五臟的功能全賴脾化生氣血來滋養，脾臟一虛，不但腎臟功能下降，其他各臟的功能也會受到影響，所以冬季在養腎的同時千萬不要忘記補脾。

早睡晚起，日出而動

冬季陽氣衰少，要時時注意保護陽氣，起居方面要順應冬季閉藏的特性，做到早睡晚起，早睡以養陽氣，晚起以蓄陰氣。還要注意保暖防風寒，根據天氣變化及時增減衣服。後背是人體陽氣集中的地方，手腳是人體的四極，陽氣最少，所以手腳、後背的保暖尤其重要。適量運動可生陽氣，運動可根據天氣的條件在室內或室外進行，可選擇慢跑、打太極拳、練習八段錦、打籃球等，但應注意運動前的充分準備活動，強度不宜過大，以微微出汗為原則，避免擾動陽氣，同時室外活動不可起得太早，等日出後陽氣上升時為好。

睡前一盆湯，保暖又護陽

保護人體的陽氣，養成早睡晚起的習慣，最好做到睡前泡腳。俗話說「寒從腳下起，冷從腿中來」，腳處於人體的末梢，血液循環最差，腳腿一冷，全身皆涼。入睡前用熱水泡腳，能使血管擴張，血流加快，促進人體的陽氣循環，既改善了腳部的循環，又使皮膚得到了營養。通過改善血液循環還可改善睡眠品質，可謂「睡前一盆湯，保暖又護陽」，對於預防凍腳和養生保健都有一定的益處。

冬季飲食補腎護脾

冬季飲食應遵守保陽固腎的原則，可以多吃一些粥進補：

1. 白米山藥粥。山藥50克、白米50克，蜂蜜、食用油適量，一同煮粥，可補脾和胃益腎。

2. 栗子粥。栗子（去皮）50克、白米50克、鹽少許，一同煮可補腎攝精強腰。

3. 芝麻粥。芝麻10克、白米50克，蜂蜜或食鹽適量，此粥可起到利腸補肺氣、益腎、強筋骨的作用。

冬季切忌黏硬、生冷的食物，宜熱食，防止損害脾胃陽氣，但燥熱之物不可過食；食物的味道可適當濃一些，要有一定量的油脂類，保持體內所需的熱量。

此外，還應多食用黃綠色蔬菜，如胡蘿蔔、油菜、菠菜等。有慢性疾病的人，還應根據身體的狀況，採用中藥進補。冬季補益，可為來年打下良好的基礎。俗話説：「冬令進補，春天打虎。」但進補要因人而異，辨證施補，最好在醫師的指導下進行，不可盲目進補。

路氏養生妙方之

補腎護脾小竅門

竅門一：每晚睡前泡腳後，按摩足底湧泉穴100下（腳掌前三分之一與後三分之二交界中點），至發熱為止，並按摩足三里穴（四指併攏置於外膝眼下，脛骨外旁開一橫指取之）、三陰交穴（四指併攏置於內踝上，脛骨後緣取之），用小錘敲打亦可，各1～3分鐘。還可以按摩太溪穴（足內踝尖與跟腱中間），具有補腎補脾的作用，對於預防手腳冰冷有好處。

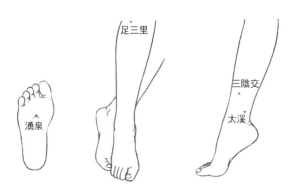

竅門二：揉丹田。丹田位於肚臍下1～2寸處。將手搓熱後，用右手中間三指在該處旋轉按摩50～60次。能補腎固精，健脾益氣。

竅門三：按腎俞。腎俞穴位於第二、第三腰椎間高度兩旁一寸處（從大椎穴開始，第十四椎）。兩手搓熱後用手掌上下來回按摩50～60次，兩側同時或交替進行。對腎虛腰痛等有防治作用，必要時可以讓別人幫助拔罐或灸。

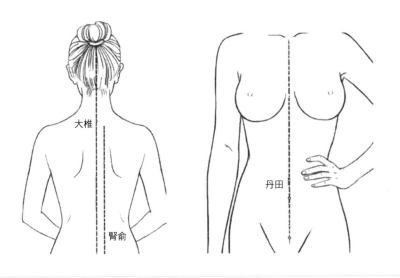

冬季怎麼吃火鍋才健康

天寒地凍的季節，一家人圍坐在桌旁吃上一頓熱氣騰騰的火鍋，真是味蕾與心靈的雙重享受。很多人都喜歡在冬天吃火鍋，但是怎麼才能吃得美味又健康呢？這裡面也有不少學問。

首先，火鍋的配料應根據不同的季節而有所調整。冬季天氣寒冷，氣溫降低，應多食斂陰護陽的食物，如牛肉、羊肉、雞肉、香菇等熱性食物以調節體溫。調味料可用辣椒、胡椒、生薑。火鍋用料中應多配胡蘿蔔、菠菜、豆芽等以補充維生素。火鍋湯宜汁濃肥鮮、色深醇厚，突出原汁原味，不宜食用冷飲和生冷食物。

涮鍋時應先喝小半杯新鮮果汁，果汁可刺激胃腸分泌、助消化，還可使小腸上部呈酸性，有助吸收鈣、磷。先吃蔬菜再吃肉有助吸收營養，減少胃腸負擔。白酒或葡萄酒可以殺菌、去膻，非常適合涮羊肉時喝，但也不能多飲。蔬菜汁、乳品和植物蛋白飲料，如優酪乳、杏仁露、椰汁、涼茶等，適合慢性病患者和老年人。

吃火鍋時可以配點地瓜，因為肉類食品是酸性食物，而地瓜是鹼性食物，兩者進入胃中可以酸鹼中和，使我們的體內保持酸鹼平衡。還可多涮些蔬菜，蔬菜含大量維生素及葉綠素，其性多偏寒涼，不僅能消除油膩，補充冬季人體維生素不足，還有清涼、解毒、去火的作用，但蔬菜不要久煮，否則會失去其營養價值及清火的功效。還應適量放些豆腐，有的豆腐含有石膏，在火鍋內適當放入豆腐，不僅能補充多種微量元素，還可以發揮石膏清熱瀉火、除煩止渴的作用。蓮子是調補人體的良藥，加入蓮子可起到清熱瀉火的作用。還要放點帶皮的生薑，因為薑皮辛散，有散火除熱的作用。吃完火鍋後可喝些發酵型優

酪乳，優酪乳對胃黏膜有一定的保護作用。

吃火鍋應注意的幾點：

1. 很久未用的銅鍋不能拿來立即使用。銅鍋停用一段時間後，鍋內表面會與水和氧氣發生化學反應，生成一層綠色的銅銹，這就是鹼式醋酸銅或硫酸銅，這兩種化學物質都有毒性。因此，使用銅鍋前一定要用布浸蘸食醋，再加點鹽擦拭，把銅銹澈底刷洗乾淨再用。

2. 根據不同食物掌握火候。毛肚、肉片、海鮮等涮的時間過長，營養成分就會大量流失。貝類食物如不熟，則很容易使潛藏其中的寄生蟲卵進入體內，導致各種寄生蟲病。

3. 謹防燙傷。火鍋濃湯的溫度很高，食物若取出即吃，很容易燙傷口腔、舌頭、食道及胃黏膜。特別是常生口瘡的人，吃火鍋後容易引起口瘡復發，長期高溫飲食的刺激，還會導致食道癌。

4. 不要吃得太麻、太辣。太麻、太辣的食物會刺激口腔、食道與胃腸道的黏膜，使其充血、水腫，從而誘發一些疾病。所以口腔炎、慢性咽炎、潰瘍並慢性胰腺炎、膽囊炎患者及上腹部做過手術的人都不要吃火鍋。

5. 水發的食物不要多吃。毛肚、魷魚、黃喉[*]、筍乾等水發的食物，雖看著讓人食欲倍增，但有些是用有毒物質發泡的，可能會腐蝕人的胃腸，導致潰瘍，甚至致癌。

6. 涮羊肉不宜放醋。羊肉火熱，可益氣補虛。醋中含蛋白質、糖、維生素、醋酸及多種有機酸，其性酸溫，消腫活血，應與寒性食物搭配，不宜與羊肉同吃。

7. 不要大量食用含有嘌呤的食物。動物內臟、蝦、貝類等含有嘌呤，大量食用這些高嘌呤的食物會誘發痛風。同時，若吃火鍋時大量飲酒，酒精會使體內乳酸堆積，抑制尿酸的排出，這也是誘發痛風的原因。大量喝啤酒更容易導

[*]註：黃喉，四川火鍋中的一種食物，來自豬等家畜的大血管。

致痛風，嚴重時還會引起腎結石和尿毒症等。

8. 不要把吃剩的菜和湯放在鍋中隔夜再吃。火鍋的表面鍍層會與湯汁發生反應，產生硫酸等化合物後溶解在湯中，若食用了隔夜的火鍋湯汁，會引起噁心、嘔吐等症狀，嚴重時還會引起急性中毒，所以湯汁最好不要在鍋中過夜或長時間存放。

9. 有些人吃火鍋時習慣把鮮嫩的肉片放到煮開的湯料中，稍稍一燙即食。這樣短暫的加熱並不能殺死寄生在肉片細胞內的弓形蟲幼蟲，進食後，幼蟲可在腸道中穿過腸壁，隨血液擴散至全身，因此孕婦不宜吃火鍋，否則幼蟲通過胎盤傳染給胎兒，會造成流產、畸形等嚴重後果。為此，有關專家告誡，為了使胎兒健康發育，孕婦忌吃火鍋，偶爾食用時，一定要將肉片燉熟煮透。

冬天，用食物為身體添加能量

冬季是疾病多發的季節，在路老身邊學習這麼多年，見過各種在冬天發病的病人，其中最常見的就是有些老人反覆感冒，總難康復。

有一次有位老人告訴路老：「不知道怎麼回事，總是感冒，我每天穿得很多啊，就怕著涼，結果早晨起床時就感冒了，或者剛進屋一摘帽子就感冒了，但自己也沒覺得冷啊。」路老告訴他，其實這種情況很常見，冬季天氣寒冷或氣溫驟降，易感受寒邪、損傷陽氣，特別是年老體弱者，禦寒能力差，容易出現怕冷、手足不溫、腰背部或胸部涼的情況，很多人早晨起床未及時穿衣就著涼了，甚至自己並未覺得涼就感冒了。

天氣寒冷容易導致慢性支氣管炎復發，出現反覆咳嗽、咳痰，甚至氣喘。

風濕性疾病患者遇冷或寒的刺激就會關節痛、腰腿痛。還有一些體弱多病者、胃腸炎、胃潰瘍患者因消化功能弱，易出現大便溏稀、潰瘍病復發等。還有神經衰弱、骨質疏鬆、營養不良、免疫功能低下等疾病，都可以通過食療的方法進行輔助治療，達到強身健體的目的。

那麼冬季食療應該吃什麼呢？

食物有寒熱溫涼「四性」、酸苦甘辛鹹「五味」之別，冬季養生，重在臟腑有陰陽表裡、寒熱虛實之辨。食物及其性味與臟腑也有對應的關係，如春季宜食酸味，酸味入肝，酸味有收斂固瀉的作用，春季主升發，酸味收斂以防升發太過；夏季暑濕重，暑氣通於心，夏季宜食苦味，苦味入心，有燥和瀉的作用；長夏主脾，甘味補脾，長夏食甘味，以補脾益氣；秋天是收穫的季節，肺氣也主收，宜食辛味補肺，辛味入肺，主散發宣通，有助於肺臟的宣發；冬季宜食鹹味，鹹味入腎，可補腎水以壯腎陽。

中醫還有以臟補臟的說法，如豬肚燉芡實、薏仁，有健胃的作用；砂仁蒸豬心，有補心強心的作用；糯米灌蒸大腸有治療痔瘡的作用；冰糖蒸豬肺有潤肺止咳的作用。

按照中醫五色入五臟的道理，冬季主腎，鹹味入腎，冬季可選用有收斂、潛藏作用的鹹味食物，但冬季腎氣當令，味過於鹹，也可傷腎。黑色歸腎經，冬季可適量食用黑色食物，如黑大豆、栗子等。冬季宜選用的食物有豆類及豆製品、豬肉、豬肚、豬腎、鹿肉、羊肉、牛肉、土雞、番鴨肉、魚、龍蝦、明蝦、海蜇、鱔魚、雞蛋、韭菜、淡菜、冬莧菜、南瓜、胡桃仁、生薑、大蒜、蔥、紅糖、飴糖、黃酒等。

冬季因寒冷易損傷陽氣，人感受寒邪易得感冒，老年人的慢性支氣管炎在冬天也容易復發，還會出現血壓偏低、腰膝酸軟、冷痛等，可選食附子、當歸、杜仲、川芎、紅參等。腎陽虛的人（怕冷、手腳涼，甚至夏天手腳也涼，精神不振、腰膝酸冷、出汗，尤其活動後出汗嚴重，嗜睡、夜尿頻多、下肢水腫等），

可服用具有補陽作用的食物，如雙鞭壯陽湯、附子羊肉湯、附片羊腿等。

冬季食療進補要注意針對個體適當補益。有些人冬季不宜進補，如陽熱內盛（平時不怕冷怕熱，長期大便乾結），或患有糖尿病、高血壓、腫瘤的病人，這些人在進行食療時不宜大補，只能用平補、清補的食物，如鴨肉、鴨蛋、水產、綠豆、黃豆及其製品、參鬚、麥冬、玄參、白參等等。總之，藥補不如食補，食補又要因人而異。

別讓食補成為身體的負擔

中醫治病的原則是「虛則補之，實則瀉之」。路老強調，「補」與「瀉」要因地、因時、因人而異。冬季是進補的季節，但並非每個人都需要進補，只有「虛者補之」，不虛則正常飲食即可，需要進補的人，還要分清補品的性能是否適合自己，不顧身體狀況盲目進補，反而會給身體造成額外的負擔。

進補的主要作用是補虛益損，而虛又分氣虛、血虛、陰虛和陽虛幾類，各有不同的補法。

氣虛症見精神倦怠、語聲低微、易出虛汗、舌淡苔白、脈虛無力等，當以補氣為主，可選用人參蜂王漿、補中益氣丸、西洋參、黃芪、黨參、山藥等。

血虛症常見面色萎黃、唇甲蒼白、頭暈心悸、健忘失眠、手足發麻、舌質淡、脈細無力等，當以補血為主，可選用補血露、十全大補丸、歸脾丸、當歸、阿膠、龍眼肉等。

陰虛症常見潮熱盜汗、五心灼熱、口燥咽乾、乾咳少痰、眼目乾澀、舌紅少苔等，應以補陰為主，可選用大補陰丸、參杞蜂王漿、六味地黃丸、銀耳、鱉甲、麥冬、沙參、黑芝麻等藥物。

陽虛症常見面色白光白、四肢不溫、陽痿早洩、納少便溏、舌淡嫩、脈微

細等。陽虛者當壯陽，可選用金匱腎氣丸、鹿茸口服液、龜苓膏、鹿茸、紫河車、蛤蚧、冬蟲夏草、杜仲等。

採用中藥進補還須注意脾胃運化功能，如脾胃虛弱、胃納呆滯、胸腕滿悶者，需要加入醒脾疏肝藥物，如陳皮、砂仁、木香、神麴、穀芽之類，以健脾助運。

民間俗語說「寒冬至，狗肉肥」*，很多人都會在冬天吃狗肉進補。的確，一些體質虛弱和患有關節炎等病的人，在嚴冬季節多吃些狗肉是有好處的，但並不是每個人都適合吃狗肉，因為狗肉性偏溫，多食助火。另外，吃狗肉後不要喝茶，因為茶葉中的鞣酸與狗肉中的蛋白質結合會生成一種物質，這種物質有一定的收斂作用，可減弱腸蠕動，減少大便裡的水分，導致便中的有毒物質和致癌物質在腸內停留時間過長而被人體吸收。

不是所有人都能喝雞湯。清燉的雞湯和輔助藥材熬制的雞湯營養豐富，其中的營養物質是從雞油、雞皮、雞肉和雞骨中溶解出的少量水溶性小分子，其蛋白質僅為雞肉的7%左右，而湯裡的雞油大都屬於飽和脂肪酸，所以有幾種人不宜喝雞湯：膽囊炎和膽結石經常發作者。因雞湯中脂肪的消化需要膽汁參與，喝雞湯後會刺激膽囊收縮，易引起膽囊炎發作；胃酸過多者不宜喝雞湯，因為雞湯有刺激胃酸分泌的作用，有胃潰瘍、胃酸過多或胃出血的病人，一般不宜喝雞湯；腎功能不全者不宜喝雞湯，因為雞湯內含有一些小分子蛋白質，患有急性腎炎、急慢性腎功能不全或尿毒症的患者，由於其肝腎不能及時處理蛋白質分解物，喝多了雞湯會引起高氮質血症，加重病情。

最後還要提醒大家的是，冬季進補要適宜，身體虛弱、有慢性疾病者，以及雖無明顯疾病，但需要調理增強體質的老年人，可適量進補。身體強壯無病的年輕人則不宜進補，盲目進補，既增加經濟負擔，又會增加身體負擔，如魚肝油過量會引起中毒，長期服用葡萄糖會導致發胖，過食滋補藥會助痰生濕。

*註：此為中國中醫説法，臺灣《動保法》規定禁食狗肉，故此處僅供參考。

支氣管炎反復發作，吃吃喝喝就能解除

每到冬季，一些慢性支氣管炎患者的症狀就會加重。

2007年冬天，一位65歲的老先生來找路老看病。他說自己反復咳嗽、咳痰已經有5年了，每年一到秋冬季節，天氣稍涼點就會發作。那年入冬不久，他退休以後閑著沒事，跟太太出去旅遊了一趟，回來以後旅途疲勞，加上那幾天寒流來襲，咳嗽、咳痰的症狀一下嚴重起來，同時還伴有乏力、疲憊等。

路老根據其描述，通過診斷，確定他屬於慢性支氣管炎，肺中伏有痰飲，感受寒邪後引發，導致肺氣上逆而咳，治療主要是降肺氣、補脾氣、止咳化痰。路老採用「一茶一湯一粥」治療：

雙花蘿蔔菜：取百合5克、款冬花5克、白蘿蔔5片，開水沖燜10分鐘後，當茶飲用。

杏仁核桃飲：生薑12克、杏仁15克、核桃肉20克、冰糖適量。先將上三味搗爛，再加入冰糖，放入鍋內燉熟。每日食用1次。

蘆根枇杷葉粥：蘆葦根30克、鮮枇杷葉30克、竹茹20克、白米100克、白糖適量。白米加水煮粥至半熟，將枇杷葉用布包，與蘆葦根、竹茹同煮20分鐘即可。

患者按照這個方子服用了10天，咳嗽咳痰的症狀基本上就消除了，因此特來感謝。他興奮地說：「想不到不用吃藥，只是吃吃喝喝就能治好病。」

其實，支氣管炎的發病原理基本類似，都是因為體內津液不得輸化，停留在體內，影響了肺的呼吸功能。尤其到了寒冷季節，氣溫驟變，寒風由體表侵

犯到肺，肺氣上逆而咳嗽，肺氣不能輸化津液，停聚在體內形成痰，多為白色黏痰，或白色泡沫痰，早晚陰冷時痰多。長期咳嗽會影響到脾胃運化的功能，導致不欲飲食，食生冷加重咳嗽等症狀，甚至影響腎的功能，活動氣短等就是腎不納氣的結果。可見氣管炎的咳喘與肺、脾、腎的功能有關。面對咳嗽、咳痰的症狀，治痰的同時要補肺、補脾、補腎。

慢性支氣管炎的治療，除了尋求醫生的幫助，自我調理也非常重要。

首先要戒煙，避免刺激性氣體對呼吸道的影響。在飲食上應忌食生冷、過鹹、辛辣、油膩及酒等刺激性食物。可適量多吃一些蔬菜和豆製品，如白蘿蔔、胡蘿蔔及綠葉蔬菜等清淡易消化的食物。果菜汁對慢性支氣管炎有較好的療效，它不僅能止咳化痰，而且還能補充維生素與礦物質，可將鮮藕、梨、鮮百合切碎榨汁，加蜂蜜調勻服用。還可多吃一些具有止咳、平喘、祛痰、溫肺、健脾的食品，如白果、枇杷、柚子、北瓜、山藥、栗子、百合、海帶、紫菜等。喝牛奶也可預防慢性支氣管炎的發生。

對於咳嗽、咳痰，尤其是久咳不愈的人，還可以配製一些茶飲方，既方便又實用。

路氏養生妙方之

茶飲治療久咳不癒

1. 百合30～60克、款冬花10～15克、冰糖適量，開水沖燜10分鐘後茶飲。

2. 百合100克、蜂蜜500克、清水3000毫升。先用清水煎百合，待百合水蒸發至1000毫升，濾去渣，再加蜂蜜慢火熬成膏狀，飯後沖服，每次1～2湯匙，每天3次，治療久咳不癒。

3. 靈芝20克，開水沖泡或水煎，當茶飲用，可止咳、祛痰。

4. 白蘿蔔5片、生薑3片、大棗3枚、蜂蜜30克。將白蘿蔔、生薑、大棗加適量水煮沸約30分鐘，去渣加蜂蜜，再煮沸即可。有清熱生津，化痰止咳的作用。

支氣管炎也可用刮痧療法輔助治療：

1. 刮手太陰肺經：由中府穴處沿上肢前外側向下，經尺澤、孔最、列缺等穴，刮至太淵穴處。

2. 刮足太陽膀胱經：由大杼穴處沿脊柱兩側向下，經風門、肺俞、心俞、膈俞、肝俞、脾俞、胃俞等穴，刮至腎俞穴處。

3. 刮任脈：由天突穴處沿前正中線向下，經華蓋、膻中、中脘、氣海等穴刮至關元穴處。

最後還要提醒患慢性支氣管炎的老年人應注意喉中痰液的排除，以防痰液堵塞呼吸道造成窒息，對久病無力的老人，家人應幫其翻身拍背以利清除痰液。平時應進行適當的運動，以改善呼吸系統的機能，增強抗寒冷的能力。

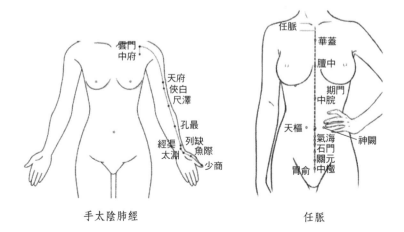

手太陰肺經　　　　　　　　任脈

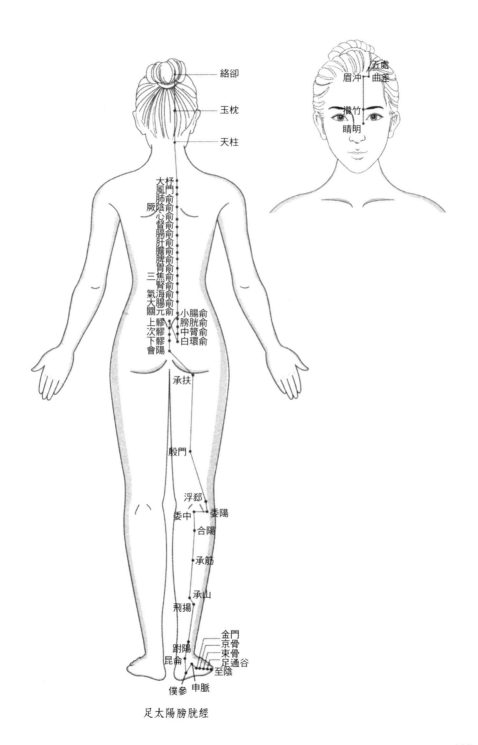

絡卻
玉枕
天柱
杼門
大風肺俞
厥心督膈肝膽脾胃三
陰俞俞俞俞俞俞俞焦
俞　　　　　　　俞
氣腎
海俞
大元
關俞
上髎
次髎
下髎
會陽
小腸俞
膀胱俞
中膂俞
白環俞
承扶
殷門
浮郄
委中　委陽
合陽
承筋
承山
飛揚
跗陽
昆侖
僕參　申脈
金門
京骨
束骨
足通谷
至陰

五處
曲差
眉沖
攢竹
睛明

足太陽膀胱經

冬季需要陽光心情

冬季寒風瑟瑟，草木凋零，給人一種淒涼的感覺。隨著氣溫下降，人的情緒也變得低落、倦怠懶言，注意力不能集中、對事情缺乏興趣、工作效率降低、煩躁不安等等，嚴重者可影響正常的工作和生活。這些症狀往往從立冬開始，有的到次年立春後方能緩解。

研究顯示：一些人一到冬季，情緒就變得易怒、憂鬱、易疲勞、精力衰退、注意力分散等，這稱為冬季憂鬱症。這是體內褪黑激素的影響所造成，褪黑激素是一種很重要的激素，是控制體內內分泌腺體的總司令，這種激素的分泌與日光的照射及晝夜的節律變化有關係，光線強時，其分泌減少，日落黃昏或者晚上，其分泌增加，這種激素對甲狀腺素、腎上腺素都有調節作用。它分泌多時，甲狀腺、腎上腺激素則分泌減少，晚上可促進人體進入睡眠，否則如老年人腺體萎縮，分泌減少，使得甲狀腺素、腎上腺素分泌增多，則神經興奮，睡眠減少，品質也會大大下降。同時褪黑素對於改善人體的機能狀態、提高生活品質、延緩衰老也是非常重要的。

去年冬季的一天，一位年輕女士來看診，這位女士姓王，30歲，平時性格開朗，在公司和大家相處得很好，去年八月又嫁如意郎君，更是每天充滿歡樂，一臉幸福。但自入冬以來，人們發現，小王一改過去的面貌，整天鬱鬱寡歡，面帶愁容，白天打不起精神，跟人說話也是愛答不理的，還經常發無名火，好心同事勸說她：「妳是不是生病了？快去找醫生看看吧。」於是小王慕名來找路老看病。我接診時見此患者面帶倦容，面色萎黃而枯，沒有了女性的

神韻，又從診脈得知，該患者因心腎不交、脾胃虛弱而引起失眠多夢易驚、食納不香、口乾苦、心煩急躁、腰酸乏力、頭暈、大便乾等症狀。路老看過病人後寫道：「時值冬季，腎失封藏之職，腎陰虧損，不能上濟心陰，心神擾動，而致諸症，心腎失交，上下不和，必影響中焦脾胃。」故路老給予上中下同治的方法，使用下滋腎陰、上清心火、中調脾胃法。以黃連阿膠湯、交泰丸和溫膽束加減，藥用：太子參、生白朮、厚樸、茯苓、炒穀芽、炒麥芽、膽南星、肉桂、黃連、夜交藤、雞子黃、阿膠、黃芩、赤芍、炒枳實等。用藥後，患者精神狀態好轉，睡眠改善，頭暈心煩便祕等症緩解，如法治療1個月，所有症狀都消失了，患者重新恢復開朗。

像此類患者，冬季還可見到很多，嚴重的就成冬季憂鬱症了。針對這種情況，路老告訴我們，冬季陽氣最弱，人體處於低潮狀態，因此冬季要時時顧護陽氣，尤其要重視精神的調養，否則很容易導致舊病復發，新病纏身。冬季如何調養呢？路老提出應注意以下幾點：

1. 加強日照和光照，每天多曬太陽，進行戶外活動，陰雨天或早晚無陽光時，儘量打開家中或辦公室中的全部燈光，使屋內光明敞亮。這種充足的光線可調動情緒，增強興奮性、減輕或消除抑鬱感。還應該多參加社交活動，一些社交、團體娛樂活動都是能讓人心情變開朗的好方法。

2. 食用高熱量食物。陰天、下雪時，應增加攝入糖類，以提高血糖值、增加活力、減輕憂鬱，但糖尿病患者除外。維生素類可增強人體的抗寒能力，穩定情緒。因此冬季應選擇高蛋白、高熱量、高維生素、高礦物質、低脂肪的食物為佳，如瘦肉、魚、蝦、蛋類、豆漿、香蕉、柑橘、龍眼、大棗、巧克力、綠茶以及富含維生素B_1、維生素B_2的豆類、乳類、花生和動物內臟等都是很好的「情緒補充品」。還應多喝熱湯，以滋補臟腑、增進食欲、袪寒保暖。

3. 加強運動。如跑步、快走、打拳、健身操以及各種球類運動等。通過運

動，體內的新陳代謝加快，腎上腺素分泌增多，會使人情緒開朗、精神愉快。

4. 保持充足的睡眠。如果睡眠不足，輕則精神萎靡不振，重則頭昏、頭痛、倦怠乏力、心慌氣短，久而久之，形成疾病。所以，充足的睡眠是預防冬季情緒失調症的良方。晚上要避免加班，可在晚飯後，輕鬆散步，到室外空氣清新、場地寬敞的地方散步、跑步、練太極拳、跳健身舞等，還可聽聽音樂、放鬆心情。睡前泡泡腳，雙手交替按揉腳心，用木梳和牛角梳攏頭，以保證高品質的睡眠。

第六章

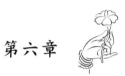

常見疾病的四季調養

　　中醫集養生、保健、預防、治療為一體，尤其重視未病先防，既病防變。路老認為，疾病的發生是陰陽氣血失和的結果，中醫治病乃是根據陰陽失衡之所在，「以平為期」。治療上當「本體質，順四時，辨症狀，查五臟，度病勢」，以中醫藥結合茶飲、食療、起居養生等方法，通過綜合調理，使身體狀態恢復平衡。

中醫治病以「平」為期

中醫治療疾病的理念是「謹調陰陽所在，以平為期」。這裡說的「平」即陰陽平衡，陰陽本身是一個抽象的概念，具體到人體，從某個角度來說，可以理解為臟腑的功能狀態，也就是說，達到五臟功能協調即是「平」。

達到這種平的手段很多，有的從臟腑辨證入手、有的從脾胃入手，有的從滋陰入手，有的從攻下入手，有的從清火入手等，這些不同的手段是中醫理論發展過程中的必然產物，沒有學過中醫或初學中醫的人往往不能理解。中醫理論把人看做一個複雜的系統，這和現代醫學的還原論有本質區別，既然人體是一個複雜的系統，那麼解決這一系統的方法也應該是多元化的。

路老曾治療一位33歲的女性掉髮患者，這位患者患紅斑性狼瘡已經3年，周身關節疼痛，面部還有紅斑，服用激素和免疫抑制劑後，關節疼痛減輕，面部紅斑也減少了，但又出現掉髮的症狀，也曾吃過各種中藥，效果都不盡如人意。來找路老就診時，她頭部的毛髮很是稀疏，自述白帶多、味重。路老觀其舌質暗淡、苔黃膩滑，把脈綜合診斷後，以益氣陰、清濕熱，理脾止帶之法治療。除了內服中藥，因患者白帶較多，又以陰部熏洗藥。

用藥後，掉髮明顯減少，白帶亦止，面部紅斑基本消退，因為天氣降溫，病人有些外感，咳嗽有痰，咽部不適、流涕，後來複診時，路老又以解表宣肺化痰的療法，更改了處方，藥後感冒很快好了，咳痰也消失了。

這位患者初診時，主要表現是掉髮，因為她長期服用激素和免疫抑制劑，

造成機體氣陰兩傷，氣虛則脾虛，脾虛運化水濕功能減弱，造成脾虛濕盛，致使陰血不能滋養毛髮而掉髮，所以路老採取健脾、袪濕、止帶，以清熱利濕的藥物，袪除濕熱，恢復脾胃功能，則精血自生，毛髮得以滋養。這個病人還表現為脾虛濕盛的症候，主要表現為白帶增多，故從中醫辨證的角度，以健脾袪濕的方法，解決了白帶。濕邪沒了，氣血就旺盛了，掉髮也就自然好轉了，這種上病治下的方法，就是中醫辨證論治的精髓。如果侷限於脫髮就是腎虛、血虛，而用補腎、補血的方法，不但治不好掉髮，反而會使病情加重。

複診時，患者出現了外感症狀，中醫有「病在外，先治外後治內」的說法，所以路老又用了清肺化痰、袪風解表之法，去表邪化痰濕，使邪去則正安，阻卻了掉髮。中醫治病思路應該廣闊，不能侷限，只要依據中醫辨證理論，不同的病症，採用不同的方法，都能取得療效。這樣的病人要注意調養情緒，保持心情舒暢和充足的睡眠，適量運動以調節自身免疫功能，不可過飽、過饑，吃溫熱食物才能讓脾胃舒服。

路氏養生妙方之

調整氣血

下面介紹一些簡便易行的養生保健法，如按摩頭部治療掉髮、喝補氣活力茶調整氣血、吃健脾袪濕粥袪除白帶過多等。

1. 頭部按摩：選百會、四神聰、風池、風府、太陽穴等穴位，每個穴位點按、點揉30下，每次約5分鐘，有改善頭部血液循環、引血上行的作用，還可以安神定志、消除煩躁，對改善掉髮有一定的作用。

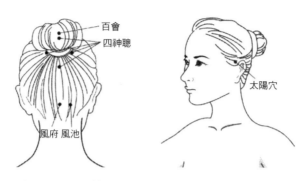

2. 補氣活力茶：人參花2克、扁豆花2克、蟲草花3克、芍藥花2克，開水沖泡，當茶飲用。具有益氣健脾、養血補腎的作用，適用於氣陰兩虛，身體狀況比較差的人。

3. 健脾祛濕粥：可選薏仁、生山藥、白扁豆、紅豆各50克，一起熬粥食用，具有健脾益氣祛濕的作用，適用於濕氣較重、肢體困倦、白帶較多的人。

治「肝」當先「實脾」

有一位男性肝硬化患者，48歲，西醫診斷C型肝炎後肝損傷15年。一年前體檢時發現脾大、門靜脈高壓，診斷為肝炎後肝硬化，有食道出血史。初診時見其面色萎黃、晦暗無澤，胸腹部有蜘蛛痣，腹部膨隆，自述疲乏無力，時有脅肋脹痛，睡眠一般，舌質紫暗，苔中、根部白膩，脈弦細滑無力。最近超音波檢查出肝硬化腹水，化驗血紅素偏低，白血球、血白蛋白數值低，血糖偏高。路老看過病人後，在病歷上寫道：年不足5旬，肝損傷15年，治宜健脾柔

肝，軟堅散結，活血利水。又配以茶飲方，囑飲食宜清淡，忌辛辣油膩，生活規律，忌恚怒。二診時見患者精神明顯好轉，體重增加了，超音波檢查腹水已不明顯，餐後血糖正常，二便正常，舌暗紅、苔薄白、脈細滑。路老看過病人後，調整了處方。三診時，患者服藥近兩個月，精神、臉色進一步好轉，未再有出血現象，複查各項化驗檢查指標均有改善。遂再以原方進退調理，並囑其節飲食，忌恚怒。

肝硬化，病位在肝，中醫亦歸屬於「症積」範疇。張仲景在《金匱要略》中說：「見肝之病，知肝傳脾，當先實脾，四季脾旺不受邪，即勿補之，中工不曉相傳，唯治肝也。」脾胃為氣血生化之源，是保證人體正氣的根本。脾胃健，正氣充沛，則人體不易受邪，臟腑疾病不能相傳；脾胃虛，則正氣衰，邪氣易侵入人體。肝和脾關係密切，肝病最容易影響到脾胃，脾胃一傷，正氣不支，肝病就會進一步惡化。因此肝病要治脾，沒有肝病，也要提前護脾胃，以防止轉變。

上面提到的這位病人久患肝病，脾胃受傷，正氣已虛，同時併發腹水、食道胃底靜脈曲張破裂出血，已屬肝硬化晚期，為本虛標實之證，症候複雜，治療頗為棘手。路老抓住了病機的關鍵——脾胃，通過健脾胃護正氣，再配合柔肝、活血、利水、散結、軟堅諸法。在處方中用了健脾益氣的藥物，以鞏固後天，為方中之主藥。又以橘葉、八月札、白芍、玫瑰花柔肝疏肝，再配以活血散結、清肝經之熱等藥，健脾柔肝以治本，活血散結、利水以治標。經過一個多月的調理，正氣逐漸恢復，病情得到了改善。路老又囑其注意節制飲食，忌恚怒，繼續配合藥物治療，正所謂「慢病緩圖」之意。

通過學習路老治療這例病人，我們開闊了眼界，如此疑難複雜的病情，經路老細心調理，如抽絲剝繭，迎刃而解。路老還特別交代了平時的調理方法：

1. 保持精神愉快、情緒穩定，避免緊張、焦慮、惱怒等不良情緒的刺激，

勞逸結合，防止過度疲勞。

2. 嚴禁煙酒，特別是白酒，應嚴格禁止。

3. 食用新鮮、易消化的食物，如魚類、乳製品、蛋類、豆製品、蔬菜、水果；禁食粗、硬難消化的食物，如花生、瓜子等；不要吃蔥頭、韭菜等易脹氣的食品；禁用辣椒、芥末、胡椒等劇烈刺激的調味品；吃軟食，細嚼慢嚥。

4. 伴有貧血的人可自製肝泥、菜泥、棗泥、紅豆粥等食用，還可吃黃瓜、木瓜、冬瓜等健脾利水的食物。用500克鯽魚燉紅豆，分兩天服用，也可利水。

「益氣血、調營衛、補肝腎」療「產後痹」

「產後痹」是指婦人產後氣血虧虛，複感風寒濕之邪，痹阻經絡，流注於肌肉關節而致。早在唐代就有產後中風之說，如《經效產寶》中指出「產後中風，身體疼痛，四肢弱不遂」，民間稱為「產後風」。婦人產後氣血兩虛，複感於邪，其症狀與正常人感邪所發風寒濕痹症不同，而且病情纏綿難癒，治療頗為棘手，故路老於20世紀80年代提出「產後痹」的病名診斷及辨證論治原則。路老認為，此病不同於尋常之痹症，蓋有氣血虧虛在先，當以補氣養血，調和營衛，再兼以祛風、除濕、通絡，患病日久，多累及肝腎，往往加入滋補肝腎之品。此外，脾胃為載藥之舟，氣血生化之源，健脾胃應貫穿始終。

有一位患者，產後關節疼痛30年，自述30年前產後「受涼」，遂出現周身關節疼痛，以四肢、腕、踝、趾指關節為重，服用中西藥物後，病情時輕時重，沒有得到很好的控制。6年前症狀加重，西醫診斷為類風濕性關節炎，服用西藥激素和免疫抑制劑有所改善，但時有復發，且無法耐受西藥的副作用，於是找路老以中藥調理。初診時，患者周身關節疼痛，尤其是雙膝、趾指關節

疼痛明顯，關節稍微腫脹發熱，膝關節有「腫塊」的感覺（照X光檢查未見骨質異常），每天靠止痛藥止痛，時有頭昏，畏寒肢冷，大便每日1～3次，不成形，舌體胖，有齒痕，質暗紅，苔黃膩，脈弦滑。路老看過病人後，在病歷上寫道：年過5旬，產後氣血兩虛，風寒濕邪外侵，久而鬱阻肢體關節，痹阻不通而成。治以益氣養血，調補肝腎，疏風祛濕，佐以通絡止痛。

服藥兩月餘來複診，西藥已停，感覺關節疼痛已不明顯，腫脹消失，陰天時亦不感覺疼痛，膝關節腫塊縮小，唯有走路時感覺關節發硬。路老囑其順應季節變化增減衣服，適當鍛鍊體魄，以原方加減，繼續服藥鞏固治療。

營衛之氣調和，風寒濕氣不能入侵，人體就不會有痹症，即使有，也能痊癒。反之，如果營衛不調，就容易受風寒濕侵襲而成痹，所以說要治療痹症首先要調和營衛。

日常保養中我們要注意以下幾個方面：

1. 保持樂觀心態以養心。心主神志，心情好，有助於心臟功能的運行。

2. 保持充足的睡眠，有助於提高免疫力和維持充沛的體力。

3. 適量活動以養氣血。每天至少步行半小時，可根據自身情況選擇跳舞、跑步等合適的運動。

4. 注意食療補氣血。可多食用優質蛋白、微量元素及維生素含量高的食物，如動物肝臟、魚、蝦、黑木耳、黑芝麻、紅棗、花生、新鮮蔬菜、水果等。

路氏養生妙方之

補氣血，調經絡

1. 每天五枚大棗，長期食用。

2. 選用人參花2克、松花2克、雪蓮花2克、月季花2克，開水沖泡，當茶飲。具有補腎壯陽、強壯元氣的作用。

3. 阿膠100克（打碎）、黑芝麻粉50克、枸杞子粉50克、核桃粉50克混合後，加黃酒50毫升，上鍋蒸90分鐘，每頓飯吃一勺，每日服用三次。具有養血補血、壯元氣的效用。

4. 可用艾條在疼痛部位施用灸法，還可沿督脈每日灸一次。

發散火鬱，祛除痤瘡困擾

痤瘡是青春的標誌，也給許多年輕人帶來了無限的煩惱，有些年輕人甚至因為痤瘡影響日常生活。我們經常遇到一些年輕學生因面部痤瘡嚴重找路老看病，其中不乏外國留學生。路老多喜歡加入一些辛味發散的藥物，起初我不太理解其用意，時間長了便悟出了一些道理。

原來中醫認為，痤瘡屬於內熱不得發散，鬱久化毒，波及血分而成。關於這一點，《黃帝內經》中早有記載。《素問·生氣通天論》說「汗出見濕，乃生痤痱」「勞汗當風，寒薄為皶，鬱乃痤」，都說明痤瘡的發生與寒濕外侵、內熱鬱閉有關。從發病部位來講，面部屬陽明胃，口唇屬太陰脾，而痤瘡最易發於這些部位，另外肺合皮毛，所以痤瘡和肺、脾、胃有關。從病機講，心主血，《黃帝內經》中說「諸痛癢瘡，皆屬於心」，肝主疏泄，肝氣鬱結，不得

發散，化火成毒，肝火可引動心火，中醫講「氣有餘便是火」「六氣皆能從火化」，五志鬱久亦可化火。火鬱是內熱，尤其是濕熱產生的主要原因之一，而痤瘡就是這種「火鬱」證的外在表現之一，治療當遵照《黃帝內經》「火鬱則發之」之理。

所謂「發」，為發散之意。風類藥具有升散之性，可以發散火邪，路老臨床常用此法治療痤瘡，效果多令人滿意。常用發散藥物有殭蠶、金蟬花、升麻、柴胡、薄荷、荊芥穗、防風、羌活、蟬衣等，對於肺胃熱勢偏重者，加入石膏、知母、黃芩、黃連等苦寒或甘寒之品；少陽熱盛者，加入青蒿、黃芩、梔子、鬱金等，腎虛相火偏旺，加入黃柏、知母等。因本病波及血分，所以也常加入涼血之品如玄參、茜草、白茅根、紫珠草、生地、赤芍等。這些藥物切不可盲目選用，應在醫生指導下服用。

有一男性患者，19歲，學生，口唇四周及頭部患痤瘡一年多了。一年前，頭部無明顯誘因卻出現膿皰疹，隨即到醫院診治，診斷為「痤瘡」「毛囊炎」，先後予以外用及口服中藥治療，病情時輕時重，後來口唇四周又發。初起時疹發色紅疼痛、瘙癢，1～2天後頂部出現白色膿皰，4～7天左右膿皰結痂而癒，但其他部位複起，此起彼伏，諸藥無效。晨起口苦，納食可，脘部按壓時噁心呃逆，時有疼痛，睡眠尚安，小便黃赤。舌體胖，色淡紅，苔薄微黃，脈弦滑小數。路老看過病人，認為證屬肺胃鬱熱，當清肅肺胃，發散火鬱。

服藥後病情明顯好轉，口唇四周膿瘡消失，紅腫也好轉，雖有新發痤瘡，但明顯減少。路老遂調整處方，治療一段時間後便痊癒。

路老用「火鬱發之」理論治療頑固的痤瘡，以芩、連、膏、梔等清熱解毒利濕，重要的是用了防風、蟬衣、葛根、薄荷等發散火鬱風藥，用後熱邪清、痤瘡退。

　　一個看似簡單的痤瘡的治療，竟包含這麼多的經典道理。路老將中醫理論靈活運用於臨床，反映了其深厚的理論功底和實踐經驗。

　　預防痤瘡的發生，路老給我們幾點建議：

　　1. 保持心情愉快，學會緩解壓力。壓力過大，情志內鬱是發生痤瘡的原因之一。

　　2. 注意面部清潔。常用溫水洗臉可促進皮脂分泌，油性皮膚可用硫黃香皂、硼酸皂等，不要用潤膚乳和其他油脂類化妝品。長了痤瘡不要用手擠，以防感染、破潰、色素沉澱。

　　3. 飲食堅持「四少一多」，即少辛辣、少油膩、少甜食、少「發物」、多蔬果。不吸煙、不飲酒，保持大便通暢。

路氏養生妙方之

茶飲治療痤瘡

　　有些患者不方便到醫院就醫，不妨使用一些簡單的方法治療，如茶飲：

　　1. 金銀花3克、梔子花3克、白茅根5克。開水沖泡，當茶飲用，具有清熱解毒，發散鬱火，清肺涼血的作用。

　　2. 木蝴蝶3克、蘆根5克、金蓮花3克。開水沖泡當茶飲用。具有清肺熱，散鬱火的作用。

關節痛，不妨試試導引術

每當寒冷襲來，關節痛的病人就會增多。路老常叮囑病人一定要注意保暖，還告訴他們可以配合針灸和功能鍛鍊，有時候還親自給病人演示鍛鍊方法。只見路老雙腿站穩，以腰為中心，慢慢做俯仰、搖擺直到全身關節都有活動到，病人看了都會非常高興和感動。看到老師演示，我們也會情不自禁地跟著做，做完後確實感覺周身輕鬆，這也許就是路老的養生之道吧！

其實，路老的這種運動，古代中醫稱之為「導引之術」，用於治療經絡肢體病，或疾病尚不嚴重，沒有完全深入到臟腑之時，如張仲景在《金匱要略》中談到治未病的方法「若人能養慎，不令邪風干忤經絡，適中經絡，未流傳臟腑，即醫治之，四肢才覺重滯，即導引、吐納、針灸、膏摩，勿令九竅閉塞……」，在《黃帝內經》中也講到，「上古之人，其知道者，法於陰陽，和於術數」，其中所說的術數，即包括導引鍛鍊等。可見，古人把這些方法，作為較理想的養生治病法，像人們熟悉的五禽戲、太極拳、八段錦等，均是較為成熟的鍛鍊方法。可惜，現代人們已經忽視了這些，有些甚至面臨失傳。路老平時自練八段錦、太極拳修身養性，幾十年從不間斷，值得我們效法。

另外，路老對一些病程較長的慢性疑難病，不侷限於口服藥物，而是結合多種治療法，除了上述的針灸、鍛鍊，還結合茶飲、泡腳等方式。

曾有位腰腿痛患者，路老給他開了獨活寄生湯和四妙散的方子，另外，又加了「痹消散」泡足。「痹消散」是路老自己擬訂的方子，由青風藤、馬鞭草、防風、芒硝、鹿含草等疏風活絡的藥物組成。此方曾流傳至日本，被日本

人用來作為洗澡的藥物，可見其療效確切。

除了許多痹證的患者，以上方法還適用於一些慢性病高血壓、腎功能不全、代謝綜合症等患者。路老常講，人是一個整體，五臟六腑之間通過經絡相互聯繫，足部連接足三陰和足三陽，是人體的最低部位，分布有幾十個穴位，所以通過泡腳，可以治療全身許多疾患，這也是中醫「上病下治」的道理。

身體多汗，祛濕熱是關鍵

曾有一位患者，身體多汗三年，自述白天活動時精神緊張、晚上睡眠時均出汗，以胸、臂為主，伴有睡眠易醒、疲乏無力、頭暈、腰酸、遺精早洩、陽痿、易腹瀉、舌胖、齒痕、苔薄黃膩、脈沉小滑。我們覺得該患者病情複雜。一般認為，白天自汗屬陽虛，夜間盜汗屬陰虛，但這一病既有陰虛一面（睡眠差易醒，盜汗遺精），又有氣虛一面（頭暈乏力，活動出汗），既有腎虛之象（腰酸、陽痿、早洩），又有脾虛濕熱之候（腹瀉、舌胖、齒痕，苔黃膩），頗為困惑。路老看過病人後寫道：自汗屬陽虛，盜汗屬陰虛，而本患者形體偏胖，舌苔黃膩，且睡眠差、盜汗，腰酸早洩，屬腎虛濕熱之侯，宜益氣固腎，清下焦濕熱。

看了路老的診斷，我們才恍然大悟。出汗的原因很多，除了陰虛、陽虛，還與感受外邪相關，如《傷寒論》中營衛不和之桂枝湯證，痰熱結胸之大陷胸湯證等等。那麼，根據脈症，這個病人當屬於後者，即濕熱內盛導致的出汗。所以，路老在方中除了用鹽知柏、生龍牡、炒麥冬、黃精滋陰止盜汗，益智仁、芡實溫腎澀精止自汗之外，還用了茵陳、薏仁、五爪龍、黃連等清利濕熱

以止汗，全方屬於陰陽雙調，清補兼施之劑。

路老常說：「現在中藥的品質不比從前，許多醫院中藥缺乏炮製，我們許多現代中醫也經常忽略炮製，這就影響了中醫的療效，你們一定要在藥上下工夫，只有熟諳藥性，才能確保效果。」路老的話，莫不給我們以啟示，確實需要在藥性上下工夫，用藥如用兵，只有用好了藥，才能達到最佳治療效果。

另外，路老還善於使用一些便捷有效的茶飲法輔助治療：

1. 清熱利濕茶：苦丁茶3克、梔子花2克、紅巧梅2克，開水沖泡，當茶飲。具有清熱利濕，清心瀉火的作用。

2. 木槿花2克、白扁豆花3克、佛手花2克，開水沖泡，當茶飲。具有疏肝涼血健脾祛濕的作用。

3. 小麥30克、糯稻根15克、綠萼梅12克，用開水沖泡當茶飲。可輔助治療各種原因引起的多汗。

4. 小麥30克、紅棗12克、桂圓12克，煮30分鐘食用。適合營衛失調引起的多汗。

5. 蓮子12克、紅棗12克、枸杞子10克、白米100克，煮至半熟，加少許冰糖煮至爛熟食用。適用於氣虛陰虛所致多汗。

6. 黑豆30克、烏梅10克、紅糖12克、白米100克，加水煮30分鐘食用。適用於氣虛陰虛所致多汗。

中醫療法，讓「激動」的腸胃恢復平靜

許多人都有過這樣的經歷，遇到緊張情況時腸胃就不舒服，腹痛、腹脹或腹部不適，甚至一直跑廁所，排便後仍有排不淨的感覺，到醫院多次檢查又查不出問題。其實這也是一種病，我們稱之為大腸激躁症。這種病與工作和學習壓力大、精神緊張有密切關係。

54歲的王先生是一位政府機關的公務員，患腹痛腹瀉十餘年了，時重時輕，平時吃東西稍微不注意或者工作勞累、精神緊張就會發作，發作時每天都要腹瀉3～4次，嚴重的時候甚至能達到6～8次，伴隨腹瀉而來的還有心煩焦慮、失眠等症狀，用他的話說「要說這拉肚子也不是什麼大病，可是體會過的人都知道，真是生不如死」。開始的時候，王先生都是找西醫看，化驗過很多次大便，沒發現什麼問題，做電子結腸鏡檢查也沒有發現器質性病變，吃了很多種治腹瀉的藥，效果都不明顯。

路老為他進行了詳細診斷，認為是大腸激躁症。從疏肝健脾、祛濕止瀉入手給王先生開了藥方。吃完七劑湯藥後，王先生來複診，說肚子感覺不那麼脹了。路老說：「你這病不是一天兩天造成的，時間也比較長了，要多吃一段時間的藥，好好調理一下。」然後又重新調整藥方，並且告訴他要配合食療，這樣治療了3個月，患者的各種症狀已經基本消失了，大便正常。後來以蓮肉糕、山藥粥等繼續調養，半年後隨訪，病情已經完全治癒，沒有復發。

「大腸激躁症」其實是一種胃腸神經官能症。這種疾病在症狀上可表現

為腹痛、腹瀉、腸鳴音亢進，往往因情緒的波動而誘發，是十分常見的胃腸功能性疾病，以城市裡的學生、公務員、白領等從事緊張腦力勞動的人為高發族群，女性比男性更常見，城市發病率高於鄉間。

腹痛為大腸激躁症最常見的症狀，疼痛部位多見左下腹或右上腹，可持續數分鐘至數小時，常於排氣、排便後腹痛緩解。喝酒和辛辣食物可誘發腹痛，伴有腹瀉或便祕交替，食後腹脹、厭食、噁心、心悸、乏力，還有失眠、焦慮、憂鬱等症狀。大腸激躁症的發病與心理壓力過大、精神緊張、腸道運動、感覺功能異常有關。一些人平時精神抑鬱，或經常緊張，遇到不順心的事情就發火，導致肝氣不舒，橫犯脾胃，造成脾胃運化功能失常，從而出現腹痛、腹瀉等症狀。飲食肥甘厚味、辛辣或煙酒過度，濕熱內生，也會造成脾胃氣機壅滯而出現上述症狀。

大腸激躁症的預防和調理

遇到上述病人，路老都要叮囑他們「不要急躁，要保持樂觀情緒」「要放鬆，生活要有規律」「要勞逸結合，不要有太大的壓力」等等。除了精神的放鬆和調節，還要注意飲食不能過饑過飽，一日三餐要有規律，儘量不吃蝦、蟹、牛奶、花生等，忌食辛辣、冰凍、油膩、生冷的食物，忌煙酒。經常腹瀉的人應食少渣、易消化、低脂肪、高蛋白食物。便祕的人應多食高纖維蔬菜、粗糧等，養成定時排便的習慣。要積極調整生活方式，作息規律化。適當參加文化娛樂和體育活動，積極鍛鍊身體，增強體質。可以採用鬆弛療法、音樂療法、催眠療法等放鬆精神、解除壓力。還可配合穴位按壓及自灸療法，如腹瀉時，可按壓百會、天樞、氣海、關元、足三里等穴位，每穴揉搓60～90下，早晚各按1次。還可取天樞、氣海、關元、足三里穴，選用艾條，在每穴灸5～10分鐘，以穴位局部紅潤為宜。

經絡療法緩解大腸激躁症

大腸激躁症治療的關鍵在於緩解壓力和調整臟腑的功能，還可以採用經絡療法，如刮痧、穴位點揉按摩等：

1. 刮痧：可選取督脈和膀胱經來刮痧治療。

2. 穴位按摩：常用的穴位有胃俞、大腸俞、心俞、百會、天樞、氣海、關元、足三里等。每穴自行交替點揉按摩5分鐘。百會是督脈上的穴位，位置在兩耳連線和人體正中線的交點，是人體最高的部位。督脈能統領人體的陽經，按壓百會穴能提升人體的陽氣，使脾陽上升，清氣就不會下陷，腹瀉就好了。天樞、足三里是胃經的穴位，可以起到調節胃腸功能的作用。氣海、關元是任脈上的穴位，氣海在下腹部，前正中線上，當臍中下1.5寸。關元在氣海下1.5寸（當臍中下3寸）。這兩個穴位可以激發、升提人體的元氣，對於久瀉的病人非常有幫助。

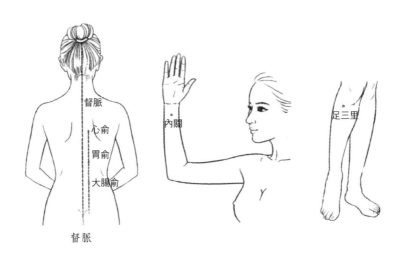

督脈
心俞
胃俞
大腸俞
督脈
內關
足三里

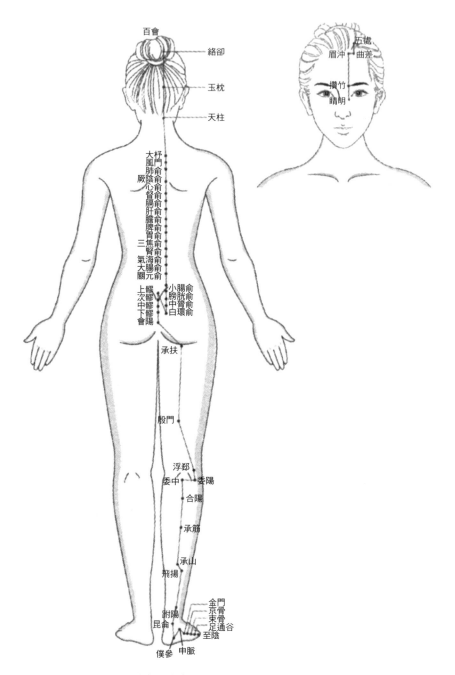

足太陽膀胱經

綜合調理，擺脫口腔潰瘍的困擾

　　日常生活中，不管男性、女性、老人、小孩都有過口腔潰瘍的煩惱。先是口腔內出現有疼痛感的小紅點，然後形成黃豆粒大小的潰瘍，往往持續數天才消退，也有的此起彼伏，反覆發作，多達數個，除口腔黏膜外，舌尖、會厭黏膜也會出現。吃刺激性食物如鹹、辣、酸等時疼痛加重，有的伴有低燒、頭痛、淋巴結腫大，嚴重的對飲食或發聲造成一定影響。人們往往認為口腔潰瘍是上火，很少有人會因為口腔潰瘍去看醫生，尤其是年輕人。這個看似不是病的病，雖反映在口腔黏膜，卻說明體內環境失去了平衡。口腔潰瘍由多種原因引起，除了在春、夏容易上火的季節發病，工作緊張和壓力過大，長期的心情抑鬱、睡眠不足、生活起居沒有規律、經常熬夜、吃飯過於油膩而吃蔬菜較少等都會出現口腔潰瘍。有的女性在月經前也會出現口腔潰瘍。中醫認為口腔潰瘍有實證，也有虛證，實證主要是七情內傷、肝氣鬱結、鬱熱化火、心火上炎；或食肥甘厚味導致脾胃濕熱；或感受風濕、風熱之邪氣，邪氣入裡化熱。虛證多見於老年人或體質較弱的人，多因陰虛火旺、脾虛濕困、脾腎陽虛所引起。不論虛證還是實證，侵蝕口腔黏膜均可發病。

　　經常有口腔潰瘍反覆發作，久治不癒的人來找路老就診。

　　有一位女性患者，口腔潰瘍反覆發作已有十多年。她的口腔上唇兩側有黃豆大小的潰瘍，潰瘍面色白，局部腫而發熱，早晨疼痛劇烈。詢問生活習慣，原來她是南方人，平時喜歡吃辛辣食物，口氣較重，大便乾燥難解，兩天一次，經常覺得腹脹。路老認為她的情況是由於飲食辛辣，胃腸有熱，損傷了津

液，故大便乾燥，內熱向上熏灼口舌而形成潰瘍，遂以清胃熱瀉火的方法，結合外敷藥物治療。服了14劑中藥後，患者的口腔潰瘍就消失了，以後也沒有復發。

還有一位老年患者，體弱多病，飲食減少，反復出現口腔潰瘍已7年，時起時落，身體消瘦，平時怕冷，渾身沒勁，吃飯後經常有腹脹的感覺。通過益氣溫脾、助運化的藥物治療，一個月後，患者多年的口腔潰瘍就治好了。

上述兩個例子說明，口腔潰瘍在治療上首先要找出原因，弄清是怎麼引起的，然後對症下藥。首先要避免飲食上的刺激，少吃刺激性調味品，如辣椒、薑、蔥、咖喱等，少吃炸雞腿、炸牛排等粗糙堅硬的食物，醃製品（鹹魚、鹹肉、鹹菜）、柿子和蟹類等會加重口腔潰瘍加重。多吃易消化、富含維生素B群的食品，注意保持口腔清潔，常用淡鹽水漱口，戒除煙酒，保持生活起居規律，睡眠要充足，飲食要清淡，多吃蔬菜水果，多飲水，保持大便通暢，心情愉快，避免過度疲勞。

一般不是很嚴重的口腔潰瘍可以通過飲食調養消除，如果幾天後仍不消退，其燒灼般疼痛影響了說話和飲食，可配合外用藥物治療：

1. 用錫類散和冰硼散混合後塗於患處。

2. 將西瓜霜研末塗於患處。

3. 六神丸碾碎成粉，用鹽水調後塗於患處。

4. 梅花點舌丹研末塗於患處。

5. 雲南白藥塗於患處。

6. 將1～2片維他命C壓碎塗於患處。

7. 甲氰咪胍1～2片研成細末，用棉簽蘸藥粉塗於潰瘍面上。

8. 採鮮芭蕉葉適量，用火烤熱後貼敷於口腔潰瘍處。

9. 濃茶漱口可促使口腔潰瘍癒合。

10. 從柿餅上取柿霜，用開水沖服或加入粥中服用。

11. 用10%的蜜汁含漱，可消炎、止痛、促進細胞再生。

12. 取白木耳、黑木耳、山楂各10克，用水煎後，喝湯吃木耳。

13. 雞蛋拌成糊狀，將綠豆用冷水浸泡10多分鐘後，放火上煮沸約15分鐘，取綠豆水沖雞蛋飲用。

14. 將30～50克核桃熬水，分2次服，每天早晚各服1次。

15. 取白蘿蔔子30克、芥菜子30克、蔥白15克，放一起搗爛，貼於足心也可治療口腔潰瘍。

16. 將梔子花、蓮子心、荷葉配成藥茶飲用，或以金銀花、金蓮花、蘆根、麥冬等配成藥茶，對治療口腔潰瘍都有一定的效果。

如果是心火盛引起的口腔潰瘍，可在人體的後背，相當於心俞的部位刮痧，如果出痧為鮮紅斑，就說明把體內的熱邪驅趕出來了。可堅持多刮幾次，直到痧出盡，口腔潰瘍也就好了。每次刮痧要間隔1～2天為佳。如果痧斑比較重，可同時在前胸正中線的膻中穴附近刮痧。每次刮痧後要記得喝一大杯水，這樣有利於出痧，驅走熱邪。

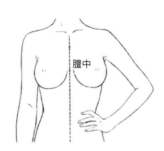

膻中

保護前列腺，從年輕做起

前列腺是男性非常重要的器官，它近鄰膀胱，還與直腸相鄰。前列腺就像一個衛兵，對膀胱和輸尿管有保護作用。前列腺液內含有大量鋅離子，有很強的殺菌作用。男性朋友到中老年時期，前列腺或多或少會出現一些問題，最常見的就是前列腺肥大和前列腺炎。前列腺肥大可見尿頻、排尿無力、尿細而長、夜尿次數多、小腹有下墜感，嚴重的會出現排尿艱難、尿點滴不出甚至癃閉，尿一次要1～2個小時。若伴有炎症，會出現尿急、尿灼熱、尿痛、尿淋漓不盡、尿混濁、腹部壓痛、腰酸乏力、頭暈目眩、性功能下降、遺精早洩等，嚴重的可引起發燒。

2008年3月，一位中年男子來找路老看病。他是一個企業的老總，平時公司裡大小事情都要找他，晚上還經常有應酬，免不了抽煙喝酒。前幾天因為生意上的應酬，凌晨兩點才回家，早晨起來就覺得小腹下墜，排便困難，尿淋漓不盡，妻子拉著他趕快去醫院檢查，結果發現患上了前列腺炎。這個患者是由於工作繁忙，以致常常心煩急躁，造成肝氣鬱滯不疏，影響了膀胱的氣化功能，加上經常飲酒，使濕熱內蘊於膀胱，造成膀胱開合失常，致使氣滯不通、小腹下墜、尿淋漓不盡。路老給他開了疏肝理氣、清利濕熱的藥物，10天後，小便不利的症狀就消失了。雖然症狀沒有了，但修復和保護前列腺還是一個艱鉅的任務，所以路老又囑咐他要忌酒、戒煙，要多吃蔬菜水果，多喝紅茶，多吃乾果，避免勞累，節制性生活，大便要通暢，睡眠要好，保持心情舒暢，不要著急生氣，晚上可用薏仁、紅豆、綠豆、花生熬粥食用。經過一段時間的調理

後，這位患者的身體狀況有了明顯的改善，前列腺疾病沒有再發作。他還專程來看望路老，表示感謝。

其實，不論是前列腺肥大還是前列腺炎，病因都與內臟失調有關。

中醫認為排尿的正常與否，主要與膀胱的氣化功能相關，排尿困難說明膀胱的氣化已經出現了問題。膀胱的氣化與肺、肝、脾、腎的功能有關。肺的宣發肅降，將水液輸布全身，多餘水液輸入膀胱排出。肝氣有調節全身水液代謝的作用，憂思惱怒、情緒異常，導致肝氣鬱滯，可引起膀胱氣化失利而小便艱澀。脾是制水的，脾虛不能制水，水濕就會氾濫，另外脾虛氣下陷，膀胱無力，也會出現尿頻、滴瀝未盡的症狀。腎是直接控制膀胱開合的臟器，膀胱的氣化主要靠腎氣的作用，腎虛常見的症狀就是小便失常，同時伴有頭暈，腰酸軟無力等。膀胱本身若有問題，同樣會出現小便異常，如飲食過於滋膩，蘊成濕熱注於膀胱，病久後氣滯血淤，都會影響膀胱的氣化，導致小便不利。

前列腺疾病多見於中老年人，但問題的積累卻是從青壯年開始的，因此我們主張，年輕時就要保護前列腺。

保護前列腺首先是性生活要適度。頻繁的性生活會使前列腺長期處於充血狀態，沒有充足的恢復和修整時間，以致過早出現前列腺肥大。節制性生活並不代表性生活越少越好，而是要適度，因為規律的性生活可促使前列腺排空，起到保護前列腺的作用。有些中年夫妻通常性生活很少，這對於前列腺的保健也是十分不利。

其次是要注意衛生保健。洗溫水澡可以放鬆肌肉與前列腺。多排尿也是保健腎臟的好方法，憋尿會影響膀胱的氣化功能，造成水液潴留。50歲以上的男性，腎氣逐漸衰弱，應多排尿，以保持腎臟的氣化功能。多喝水就會多排尿，喝水少，尿液濃度高，會對前列腺產生刺激，多喝水可稀釋尿液濃度。

另外，生活壓力大、精神緊張等不良情緒會導致氣機鬱滯，從而影響氣化

功能。所以要保持一個好的心態，緩解生活壓力，適量運動。保健前列腺還要注意防寒保暖，不要久坐在涼處，寒冷可致交感神經興奮增強，尿道內壓增加而引起逆流。常年練太極拳可以改善血液循環，有助預防前列腺疾患。

日常飲食中，可以多吃些對前列腺有保護作用的食物。如用紅豆、花生、紅棗一同熬粥，是治療中老年尿頻、排尿不暢的常用方法。紅豆有利水消腫、清熱解毒的功效；花生含豐富的營養成分，能補充人體礦物質，俗稱「長生果」，適量食用可延緩衰老、延緩前列腺肥大的速度、改善排尿；紅棗則有益氣健脾之功效，對於體質變差、脾氣不足引起的排尿不暢等症有效。這三種食物一起煮粥，對於治療或緩解氣虛、濕熱兼腎虛型前列腺肥大有一定效果。

為了避免前列腺反復慢性充血，還必須戒煙酒，忌辛辣、含咖啡因的食物。因為酒對前列腺血管有擴張作用，長期飲酒甚至酗酒的人，容易患上前列腺炎；香煙中的煙鹼、焦油、亞硝胺類、一氧化碳等有毒物質，不但可以直接毒害前列腺，還會干擾支配血管的神經功能，影響前列腺的血液循環，加重前列腺的充血；辛辣食品如大蔥、生蒜、辣椒、胡椒等會引起血管擴張和器官充血，患前列腺炎的病人應少吃辛辣食物；同時還要少飲咖啡，少食柑橘等酸性強的食品，以及少食白糖及精製麵粉。可多食新鮮水果、蔬菜、粗糧及大豆製品，多食蜂蜜以保持大便通暢，適量食用牛肉、雞蛋。綠豆煮爛成粥，放涼後食用，對膀胱有熱、排尿澀痛者尤為適用。凡是植物種子類食物，對改善前列腺功能都有一定的作用，如栗子、冬瓜仁、榛子、松子、開心果、腰果、葵花子、南瓜仁等。建議中老年朋友平時可適當食用這類食物。

　　防治前列腺疾病，還可以睡前做自我穴位按摩，進行方式如下：仰臥，左腳伸直，左手放在神闕穴上，用中指、食指、無名指三指順時針按摩，同時再用右手三指放在會陰穴部順時針按摩100次。完畢後兩手交換做同樣動作。肚臍下方有氣海、關元、中極各穴，周圍有天樞穴，按摩這些穴位，可以補腎利膀胱，調節氣機，有助於恢復排尿功能。

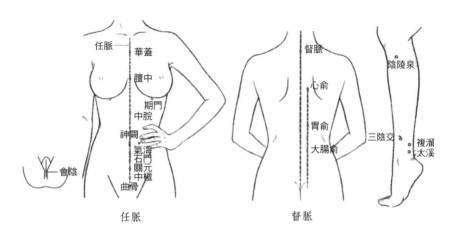

　　患有前列腺疾病的患者也可以嘗試刮痧療法：

　　1. 刮督脈。由至陽穴處沿脊柱向下經命門、腰陽關等穴，刮至腰俞穴外。

　　2. 刮任脈。由氣海處沿前正中線經關元、中極等穴刮至曲骨穴處。

　　3. 刮足太陽膀胱經。由心俞穴沿脊柱兩側向下經肝俞、脾俞、腎俞、大腸俞、關元俞等穴，刮至次髎穴處。

　　4. 刮足三陰經。由膝部內側陰陵泉穴處，沿小腿內側向下經三陰交、複溜等穴，刮至太溪穴處。

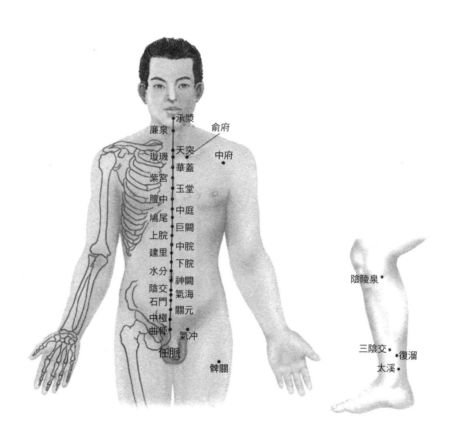

承漿
俞府
廉泉
天突
中府
璇璣
華蓋
紫宮
玉堂
膻中
中庭
鳩尾
巨闕
上脘
中脘
建里
下脘
水分
神闕
陰交
氣海
石門
關元
中極
氣冲
曲骨
任脈
髀關

陰陵泉

三陰交
復溜
太溪

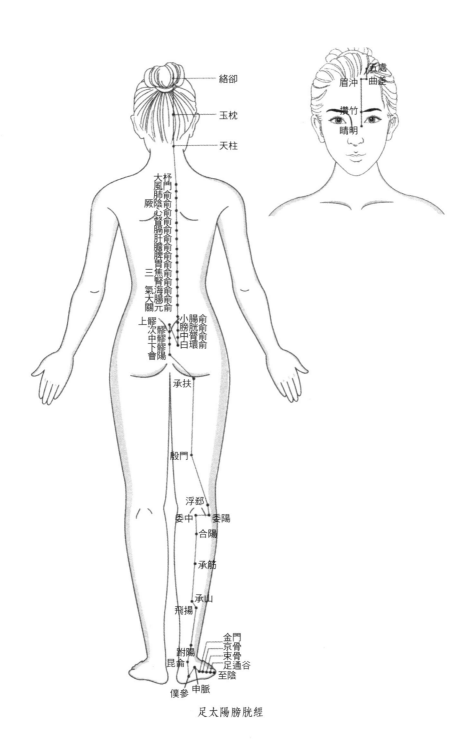

絡卻
玉枕
天柱

杼門
大風肺俞
厥陰心督膈肝膽脾胃俞
三焦腎海腸元
氣大關

小腸膀胱俞
上膠次中下會

膠膠膠陽
膀胱環
白

承扶

殷門

浮郄
委中　委陽
合陽
承筋
承山
飛揚
金門
附陽　京骨
昆侖　束骨　足通谷
僕參　申脈　至陰

足太陽膀胱經

五處
眉沖　曲差
攢竹
睛明

中老年人要特別注意防治骨質疏鬆

　　一些老年人經常出現腰酸背痛，活動後疼痛加重，彎腰、運動、咳嗽、大便用力時疼痛更加嚴重。還有的行動遲緩、身體僵硬、身高縮短、駝背。有的老年人稍不留心就引起骨折。還有的出現了胸、腰椎壓縮性骨折，但自己卻毫不知情。脊椎後彎、胸廓畸形，可影響胸廓活動，使肺活量和換氣量減少，往往由於缺氧而致胸悶、氣短、呼吸困難。這些症狀其實都是骨質疏鬆帶來的。近年來，骨質疏鬆發病率已躍居常見病、多發病的前列。50%以上的絕經後婦女、20%以上的老年男性都患有骨質疏鬆。一般而言，男性32歲，女性28歲以後骨鈣就開始流失，隨著年齡的增長，這種流失的速度也逐漸加快，到60歲時，已有50%的骨鈣流失掉。所以，中老年人要特別注意防止骨質疏鬆。

　　路老曾經治療過一位老年人。這位患者平時就經常腰背痛，他一直認為是自己年紀大了，難免有些毛病，所以也沒在意。但是，有一天他彎腰撿東西時，不慎倒在地上，之後周身疼痛，到醫院檢查後，診斷為骨質疏鬆所致腰椎壓縮性骨折。路老給予補腎添精、化淤通絡的方法治療，一周後疼痛減輕了，考慮到這是老年慢性病變，補腎的同時應結合食療，又叮囑老人每天曬太陽，保持好睡眠，心情舒暢，多吃含鈣高的食物，如牛奶、豆製品、黑芝麻、木耳、蘑菇等，多吃魚、粗糧，建議老人食用排骨豆腐蝦皮湯、羊脊骨粥以食補。一段時間後，老人的腰酸背痛症狀就逐漸消失了。

腎精虧虛是骨質疏鬆的主要原因

中醫認為，骨質疏鬆的主要原因是腎精虧虛。腎主骨生髓，為先天之本，腎虛精血不足不能滋養骨骼，會導致骨骼脆弱無力。另外，飲食不節會損傷脾胃，脾胃運化失調會影響胃腸對鈣、磷等微量元素及蛋白質、胺基酸等營養物質的吸收。久病或大病之後，邪氣過盛，內臟功能虛弱，氣血津液損傷不能濡養筋骨，筋骨一旦失於濡養便易疏鬆脆弱。所以，骨質疏鬆症主要是腎虛精髓不足，脾虛氣血不足所導致，改善骨質疏鬆就要注重補腎、補脾、補精血。

飲食可防治骨質疏鬆

防治骨質疏鬆應多吃含鈣的食物，如豆製品、低脂牛奶、乳酪、芝麻、花生油、紫菜、蝦皮、芹菜、油菜、胡蘿蔔、香菜、黑木耳、蘑菇等。高粱、蕎麥、燕麥、玉米等雜糧中的含鈣量也很高，因此平時多吃些雜糧，可有效預防骨質疏鬆，還要多攝取維生素D，它有助於鈣的吸收。富含維生素D的食物有沙丁魚、魚肝油、文昌魚等。還可以常吃河、海產品，如鯽魚、鯉魚、鰱魚等。曬陽光也有助於人體對鈣的吸收。通過陽光中紫外線的照射，可增加體內的「陽光荷爾蒙」，促進皮膚對維生素D的合成，增強鈣、磷代謝及腸道對鈣的吸收。

運動可增加骨密度

適量運動可以改善骨骼的血液供應，增加骨密度，如太極拳、體操、步行等。跑步、打球、跳舞及腹背和四肢適當的負重練習可使肌肉保持一定的肌力，令骨骼承受一定的壓力，從而強健骨骼、減少骨折的機會，對預防骨質疏鬆有良好的作用。另外，還應保持正確的站立姿勢，不要彎腰駝背，每日累計

2～3小時的站立與步行可防止骨脫鈣引起的尿鈣流失。

遠離導致骨質疏鬆的因素

吸煙、過度飲酒都易引發骨質疏鬆，因此要戒煙、酒。

某些藥物如苯巴比妥、苯妥英等，會增加維生素D的代謝及清除，導致骨軟化。還有一些鎮靜劑、止痛藥、糖皮質激素及皮質類固醇等藥物都可造成骨質疏鬆，應儘量避免服用以上藥物。另外，保持輕鬆、愉悅的心情也是維持正常骨代謝的關鍵。極度驚慌、悲傷與心情壓抑對骨量的影響相當明顯，因為體內有些細胞因數的作用能促使破骨細胞增生活躍，促進骨吸收、雌激素值下降，使骨組織結構變得疏鬆。

梅核氣不能只靠藥物，自我調養更重要

經常遇到一些患者懷著十分緊張的心情，向醫生訴說自己經常感到咽喉部有堵塞感，或有痰粘著，或感到有異物哽咽在咽部，吐之不出，咽之不下，如樹葉粘貼感、蟲爬感、痰堵感、球狀物感，部位多在口咽與胸骨上窩之間，空吞咽時異物感尤為明顯，不妨礙進食。症狀時輕時重，心情不佳、安靜獨處、食辛辣食物時症狀明顯，心情愉快時，病情也隨之減輕或消失。由於病狀如梅核阻塞咽喉，通常稱為梅核氣。檢查鼻咽、喉咽無器質性病變，食管銀劑X光檢查或食管鏡檢查均無異常。梅核氣的發病以中年人居多，尤其是女性常見。

曾有位女士患者，42歲，平時工作忙碌，精神長期處於緊張狀態，出現咽喉部如物梗塞，有吐之不出、咽之不下之感，咳痰不爽，曾多次服用潤喉片及抗生素，時好時壞，西醫診斷為慢性咽喉炎，中醫診斷為梅核氣。路老診斷為：由於工作壓力較大，心情不舒暢，導致肝氣鬱結，損傷脾胃，導致運化失調，津液不得輸布，積聚成痰，痰氣互結而為病。治以茶飲方：玫瑰花3克、金銀花3克、金蓮花3克、款冬花5克，用開水沖泡當茶飲用。另以綠萼梅10克、淮山藥30克、百合20克、白米60克熬粥食用。並囑其要保持心情舒暢，自我緩解壓力，飲食清淡。食用一週後症狀明顯減輕，繼如法調理兩週，梅核氣消失。

梅核氣只是患者的主觀感覺，實際上並沒有任何具體的病理改變。這種病的產生、發展及痊癒和精神因素關係密切。中醫認為，如果心情不舒暢，就會導致肝氣鬱結，氣鬱而生痰，痰氣交阻在咽喉就會引起這種病症。肝氣鬱結，很容易傷脾，導致運化失調，津液不得輸布，積聚成痰，痰氣互結而為病。肝氣鬱結、鬱而化熱、引動心火，除咽中如物阻塞外，還伴有心煩急躁、失眠多夢、胸中煩熱等症。痰氣交結、化熱傷陰，可表現為陰虛氣鬱型梅核氣，常伴有五心煩熱，胸悶不舒等。梅核氣並不是單純的炎症，常隨情緒的變化而加重，要想從根本上消除這一症狀，除了使用理氣化痰的藥物外，調整情緒非常重要。

其實梅核氣並不是什麼可怕的疑難病，不必緊張，只要保持心情舒暢、少飲酒及吃辛辣食物，配合一些簡單的治療就能收到很好的效果。

巧治梅核氣

1. 玫瑰花、厚樸花各12克，開水沏代茶飲用。

2. 青蘿蔔生吃，或將生青蘿搗汁冷飲，也有較好的效果。

3. 綠茶、月季花、玫瑰各3克，開水沖泡，代茶飲。可治療氣滯血淤型梅核氣。

4. 綠萼梅、綠茶、合歡花各3克，枸杞5克，開水沖泡，代茶飲用。

5. 金銀花、金蓮花、蘆根各3克，開水沖泡茶飲。

6. 綠萼梅、佛手花、玫瑰花、橘絡、金柑皮各3克，泡茶飲，可理氣解鬱安神，有助於消除咽梗症狀。

7. 青梅含於口中，取汁下嚥，有利咽生津的功效。

8. 雞蛋打入碗中攪勻，沸水沖熟，調入蜂蜜20克及少許香油，頓服（一次喝完）。

預防感冒，最重要的是提高免疫力

感冒是外感病的一種，是由於正氣不足、外邪侵襲所引起。臨床上常見很多反復感冒的患者，往往這次感冒還沒痊癒，下次感冒又來了，總是被感冒困擾。中醫認為「邪之所湊，其氣必虛」，反復感冒的人多是由於抵抗力比較弱，因此要預防感冒，最重要的是要提高人體的免疫力，也就是扶助正氣。

流感多由人體感受溫熱邪氣所致，根據中醫「同氣相求」的道理，體內有內熱的人容易感受溫熱邪氣，素有熱毒之人群應當作為流感的重點預防對象。此類人群平時容易上火，出現口舌生瘡、口乾咽痛、面部痤瘡、便祕尿黃、眼角紅赤、鼻子出血、食欲下降、心煩易怒等。針對這些人的流感預防措施有：運用寒涼之品清熱瀉火，忌食辛熱之品，保護胃氣，營養均衡，尤其是要多食偏寒的各類蔬菜及水果，比如西瓜、番茄、香蕉、白菜、黃瓜、苦瓜，以及各種菌類等，少吃高油脂、高糖食物，切忌忽冷忽熱的環境溫度變化，及時增減衣服。

中醫講「動則生陽」，多走路，多運動，可激發人體陽氣，提高防禦功能，即增強人體免疫力。如果持續每天走路30～45分鐘，身體產生的免疫反應可以持續好幾個小時。因此，愛走路的人患流感的幾率要比不願意走路的人低一半。此外，60歲以上的人每週練習3次太極拳，持續15週，可提高抵抗流感和病毒的能力。

每天吃少許杏仁或葵瓜子可預防感冒

每天吃少許杏仁和葵瓜子（大約一把）均能潤腸宣肺，可調節肺的防禦功能，即抗病能力。現代醫學研究發現，杏仁和葵瓜子都含有豐富的維生素E，而維生素E具有預防感冒及上呼吸道感染的功效。每天服用適量維生素E的人春天很少患流感，而不服用的人則很容易被傳染。含豐富維生素E的食物除了杏仁和葵瓜子，還有酪梨、紅花油、松子、番茄醬、棕櫚油、花生醬和麥芽。

充足的睡眠可提高抵抗力

中醫認為，睡眠是調節人體陰陽平衡的最好措施。現代研究認為，睡眠能

夠調整和修復人體的免疫系統，少睡幾小時，會使體內的免疫細胞大量壞死，人體就不能有效抵抗流感病毒。

喝優酪乳有益健康

喝優酪乳或其他富含活性乳酸菌的食品有益健康。中醫認為，酸入肝，少量酸味食品可起到疏肝健胃的作用，能補益人體正氣，預防流感。很多研究證明，乳酸菌可以幫助兒童和成人增強免疫力，還能抑制腹瀉、上呼吸道感染及胃潰瘍。

穴位按摩預防感冒

可以通過按揉風池、足三里穴預防感冒。風池穴是足少陽膽經的穴，顧名思義，是風邪容易侵入的地方。中醫認為，感冒多為風邪侵襲人體造成，按揉風池穴，可以抵禦風邪入侵。足三里是胃經的穴位，胃屬土，土能生金，胃氣旺盛，就能提高肺的預防能力。

風池穴取穴方法：順頸部兩側向上到頭骨下面凹陷處。

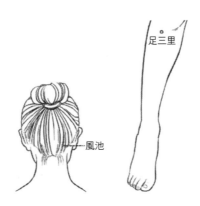

減輕壓力是緩解頭痛的良藥

在路老身邊侍診時，我見過這樣一位30多歲的女性患者，她自述平時工作繁忙，經常一邊接電話，一邊在電腦上記錄，時常感覺頭暈、頭重，思緒不清、記憶力不佳。有時頭痛會從後部痛到太陽穴，甚至延伸至眼睛周圍，而且眼睛看東西會模糊，剛睡醒時好一點，到了下午，事情一忙，精神緊張又嚴重起來，做事也容易分心。路老為她開了疏肝健脾補腎的中藥進行調理，一個月後，頭暈頭痛消失，精神狀態也大有好轉。路老還告訴她要儘量改變不良習慣，姿勢不能長時間固定不動，心情要放鬆、適量做些活動，到室外走一走，清晨起床和晚上臨睡以前，用雙手按摩太陽穴，每晚持續梳頭，用溫熱水泡手腳。患者按照醫囑持續進行了一段時間，頭痛便沒有再復發。

頭痛是一種常見症狀，幾乎每個人都曾發生過頭痛。頭痛主要是由於頭部的血管、神經、腦膜等受到刺激而引起。精神緊張、過度疲勞、飲酒等原因，均可造成頭痛，病情不嚴重時，經過休息可自然緩解。

頭痛還會因多種原因引起，如血管、肌肉的高度緊張，五官中的眼睛、耳朵、鼻子、牙齒等疼痛的反射等。常見的偏頭痛是因為腦神經細胞突然被激發，這種電脈沖猶如一顆石子被丟進湖中一樣，在數分鐘內，腦部血流增加，激起陣陣頭痛。精神緊張、氣壓驟降、饑餓、疲乏、酒精、咖啡因、尼古丁、巨大的噪音都會給腦神經帶來刺激和壓力。女性月經來潮之前或期間，雌激素含量驟降或服用避孕藥時，也可能有偏頭痛。還有一種是由於頸部肌肉收縮引起的肌肉緊張性頭痛，與走路、睡眠姿勢不正確及埋頭工作太久有關，激動、

生氣、失眠、焦慮或憂鬱等因素常使頭痛加劇。另外，眼睛疾患造成眼壓增高、鼻竇炎及中耳炎等都可引發頭痛。酷熱的夏天，人們為了解暑，急著吃冰凍的霜淇淋也會出現頭痛，稱之為「凍腦」現象。

中醫認為，頭部經絡為諸陽經交會的地方，凡全身的陽氣、五臟的精氣都上匯到頭部。人感受風寒暑濕之氣，頭部先受邪，影響到氣血運行，就會發生頭痛。根據受邪的經脈不同，產生疼痛的部位也不一樣，如足太陽膀胱經受邪會出現腦後、頭頂，連及下頸部疼痛，稱為太陽經頭痛，痛在前額及眉棱骨處，為陽明經頭痛。體內代謝產生的痰濁、淤血等存於體內，也會造成頭痛。還有因為身體虛弱導致脾胃氣血不能上榮；腎臟虛弱引起精氣不足；肝血不足致頭部失養，或肝膽經有熱，膽火上擾等，都可引發頭痛。頭痛是身體病理變化的局部反應，因此對於頭痛，應當從整體出發，全面分析，辨證論治，而不是頭痛醫頭，腳痛醫腳。

人們對頭痛的原因往往不甚明瞭，所以頭痛成了困擾人們的一個大問題。遠離頭痛還要從預防著手，從日常一些小事做起：

1. 注意飲水。脫水是造成頭痛的一個普遍原因，每人一天最少需飲10杯水（約2000毫升），才能滿足身體的需要。如果喝太多含有咖啡因的飲品，吃巧克力、醋、冷凍肉品及其他含有酪胺和硝酸鹽的食物，都容易使人頭痛。

另外，飲酒會導致脫水。紅酒和白蘭地像巧克力一樣，含有可導致頭痛的酪胺，因此要少飲酒。

2. 長時間坐著看電視或看書，固定某個姿勢不動，會使頭部及頸部肌肉感到疼痛及緊張，故每隔40分鐘應休息5分鐘。

3. 不良的情緒，如憤怒或失望，情緒不斷積聚會引起頭痛，這時應找方法宣洩一下或走出屋外散散步，解開心結。

4. 在微弱的燈光下閱讀太長時間，會令脆弱的眼睛受壓，引起頭痛，因此看書要在光線充足的環境下，每隔一段時間還應該休息一會兒。

5. 保持較好的睡眠也是預防頭痛的方法，如果睡眠少或者睡眠品質不好，要及時調整，以保證充足的睡眠時間。睡得過多也會出現頭痛。

6. 生活保持規律，進行適度的體能訓練，都是預防頭痛的好方法。

按摩可預防頭痛

清晨醒來後和晚上臨睡前，用雙手中指按摩太陽穴和印堂穴。持續梳頭、用熱水泡腳等也可防治頭痛。太陽穴在顳部，眉梢與外眼角之間，向後約一橫指凹陷處。印堂穴在額部兩眼眉連線中點。兩穴應順時針或逆時針按摩，力度適中，以酸麻脹感為主。

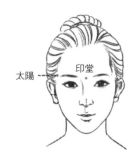

刮痧可緩解頭痛

可使用硬幣、砭（ㄅㄧㄢ）石或瓷質湯匙蘸熱茶油，在前額、頸後正中凹陷處、脊柱兩側，由上往下刮，刮至皮膚出現紫紅色為止，因受風寒或暑熱引起的頭痛，刮痧可迅速見效。

刮痧時應注意方向要單一，不要來回亂刮。動作要柔和，用力要均勻，太快、太重或太短都不合適。同時，刮痧應在室內或無風的地方進行，以免吹風受涼。

血壓可以「養」下來

一天，有位患者來複診，一進門就高興地說：「真不愧是國醫大師，別人都說，高血壓要終身服用降壓藥，可是連我自己都沒想到，服用路老的中藥才3個月，我的血壓就正常了，而且神清氣爽，精力充沛，太感謝您了⋯⋯」

這位男性患者40歲，是位企業的負責人，平時工作緊張、壓力大、生活沒有規律，年紀輕輕就患上了高血壓，並且常有頭痛、頭脹、頭暈、疲勞等不適，嚴重影響了日常工作。經西醫診治服用降壓藥後，血壓雖然能夠控制在正常數值，但是頭痛、頭暈、乏力等症狀不見好轉。除此之外，病人平素性情急躁、腰酸脹、舌體胖大、質暗、苔白膩、脈沉細。路老告訴我們：《黃帝內經》中有「陽氣者，煩勞則張」。患者平時工作緊張、壓力大，生活沒有規律，經常加班、飲酒應酬，使得陽氣亢盛於外，不能入陰，日久損耗陰液，陰津不足於下，陽氣亢張於上，出現頭痛、脹暈等症。治以上清下滋，清補並施。經過路老的治療，患者水火既濟，陰陽調和，血壓平穩。

高血壓是動脈血壓升高，伴有心、腦、腎出現功能性、器質性異常的全身性疾病。吸煙、飲食失調、缺乏運動、精神過度緊張、容易激動等都是高血壓的發病因素。血壓增高會引起頭痛、頭暈、頭脹、耳鳴、心慌、睡不好、易疲倦、乏力、煩躁不安等，尤以頭痛最常見。若血壓長期得不到控制，會累及心、腦、腎等，使某一器官受損，導致腦中風、眼底出血等併發症。

研究發現，控制高血壓可明顯降低心腦血管疾病的發病率。那麼該如何保持血壓的穩定呢？

調節起居可穩定血壓

中醫認為，任何疾病的產生都可歸於陰陽失調，高血壓更是如此。養成有規律的生活習慣，勞逸結合，保持精神舒暢，保證充足睡眠，增加體能訓練是防治高血壓的基本措施。現代醫學認為，高血壓的發病因素非常複雜，除遺傳因素外，生活節奏快、腦力勞動多、運動少、長期精神緊張等都是導致高血壓發病的重要因素。

飲食調理可控制血壓

控制高血壓首先要戒煙酒，攝取低鹽、低脂、易消化食物。平時可常服食以下藥茶：

1. 野菊花15克、決明子15克、山楂10克，水煎，每日1劑，或開水沖泡，當茶飲用。

2. 玉米鬚25～30克，水煎，每日1劑，分3次服。

3. 芹菜或茼蒿250克，洗淨後用開水燙2分鐘，切細搗爛飲汁，每次服1杯，每日2次。

4. 鮮山楂10枚、白糖30克，山楂搗爛，加糖煎煮至爛，吃山楂飲湯，每日1次。

調節血壓小妙方

1. 簡易按摩法。用雙手拇指指腹分別按揉湧泉穴100下，然後用兩手掌從前額開始向頭頂後方推壓至枕骨部，繼而反掌，用兩小指內側推壓耳後至風池穴，再用手背由頸部兩側向下推壓頸動脈至胸前方。如此連續操作10～20遍，可自覺頭部輕鬆，長期持續，對調節血壓有良效。每晚按摩太沖穴也有降壓作用。太沖穴在足背，當足大趾與二趾之間稍向上凹陷處。

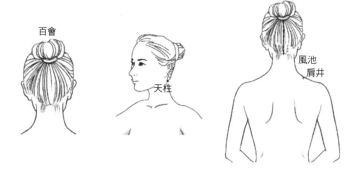

2. 刮痧法。刮痧常選的穴位有：百會（頭頂部）、天柱（頸部，啞門穴向外旁開1.3寸處）、風池（頸部，風府穴兩旁凹陷處）、肩井（位於肩上，前直乳中，當大椎與肩峰端連線的中點，即乳頭正上方與肩線交接處）、風市（膝上七寸，在腿外側正中線上）、曲池（屈肘時，肘橫紋外端凹陷處）。

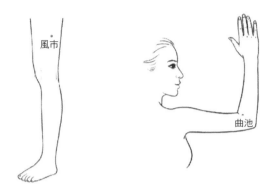

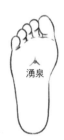

　　3. 泡腳。鉤藤20克，冰片少許。將鉤藤剪碎，布包冰片少許放入盆內加溫水洗腳，每次30～40分鐘，早晚各1次，10日為一療程。

　　4. 敷足底。吳茱萸適量，研成細末，用醋或凡士林調成軟膏，敷足底湧泉穴。每晚臨睡前敷，次日除去，連貼10～15次。

　　5. 練氣功。取坐位練放鬆功。練功時意守丹田，耳不旁聽，目不遠視，心靜神凝，引氣血下行，全身肌肉放鬆呼吸自然。開始練10分鐘，漸增加到30分鐘，每天2次。

過敏性鼻炎防治有方法

鼻炎雖一年四季都會發生，但過敏性鼻炎春季發病率最高。中醫認為，春天風氣主令，風邪侵犯人體，最先犯肺，鼻為肺之外竅，鼻炎患者往往在這一季節加重。特別是春暖花開的時候，塵土、蟎、黴菌等的不良刺激增多，出現鼻塞、流清涕或膿性鼻涕、打噴嚏、鼻腔發癢、頭痛、頭暈、發燒、不聞香臭、說話聲音重濁等症狀，這是過敏性鼻炎的重要誘因。長期慢性鼻炎還可引發神經衰弱、記憶力減退，患者會感到頭昏腦漲，極不舒服。

一位28歲男性患者，遇到冷空氣及粉塵時都會打噴嚏，流鼻涕已10年。後來時常晨起即鼻癢、打噴嚏、流鼻涕，長期使用洗鼻劑等，僅緩解一時，平時說話鼻音重，偶有頭沉重，從其症狀特點看，診斷為過敏性鼻炎，給予宣肺通竅散寒法治療後，病情基本得到了控制，晨起症狀也消失了。

有些患者往往認為鼻炎是小病而忽視及時治療，或長期依賴麻黃素、洗鼻劑等藥物，這些藥物雖有短期療效，但從長期的臨床觀察來看，常常會給患者帶來後遺症。有關資料顯示，因鼻炎誘發的鼻癌約占27%。所以鼻炎患者一定要及時治療。自己不能確定是否患有過敏性鼻炎時，應到醫院確診。

防治鼻炎的主要措施

1. 增強體質。堅持早睡早起，適當鍛鍊，風和日麗的天氣宜多到戶外活動，要常開窗通風換氣，保持居室空氣新鮮。注意加強營養，多吃蔬菜、水果、補充各種維生素，這對增強體質很重要。

2. 防寒保暖。特別是早春氣候變化劇烈，一定要重視防寒保暖，注意增減衣服，不可過早脫去冬衣，以免傷風受寒，引發流感，誘發急性鼻炎等。

3. 冷水洗鼻。早晚洗臉與飯前、便後洗手時，可用冷水洗鼻，不但可增強鼻黏膜的抗病能力，還有利於清除鼻內的細菌、花粉等，從而避免與減少流感和各種鼻炎的發病。

4. 預防過敏。每年定期發作的過敏性鼻炎患者，在發作季節應加強預防。若已明確是某種花粉過敏，應盡量避免接觸這種花粉。此外，颱風天氣減少外出，保持居室濕潤，用濕布窗（門）簾掛在門窗等，有助於減少過敏發生。

此外，還要改掉摳鼻孔和剪鼻毛等不良衛生習慣，排出鼻涕時不要過於用力擤鼻，平時少吃辛辣刺激性食品等，對預防與改善鼻炎也有重要作用。

按摩治療鼻炎

1. 揉印堂。用右手中指指腹按於印堂穴（兩眉之間）上，以食指端按於右側攢竹穴（眉毛內側端），以無名指端按於左側攢竹穴，三個手指同時按逆時針方向按揉100下。

2. 點迎香。用雙手食指端之橈側，同時按於雙側迎香穴（鼻翼外緣中點旁），並點顫各50下。

3. 揉素髎。用右手掌心（勞宮穴），按在鼻尖上素髎穴，逆時針方向揉50下，再用左手掌心按鼻尖順時針方向揉50下。

4. 搓鼻旁。雙手合掌，雙手大魚際近端放在鼻樑根上端兩側，從印堂至嘴唇往返推搓50下。

5.啄承泣、四白穴。用雙手中指端啄承泣穴（眼球直下眼眶下緣）、四白穴（目下1寸，承泣穴下），各50下。

6. 洗面。用雙手指像洗臉一樣推搓面部（包括鼻、額、頰）。

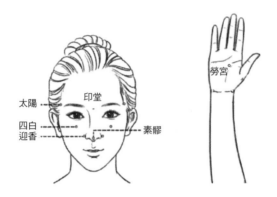

告別腰腿痛，中醫調養有絕招

人到中老年，多數會有腰腿痛的煩惱，告別腰腿痛，及早預防是關鍵。腰腿痛應該怎樣預防呢？

中醫認為，腎主骨，肝主筋，隨著年齡的增長，人的肝、腎功能逐漸減弱，許多人都被腰腿痛困擾，尤其在陰天或寒冷季節，很多人會因天氣變化而導致症狀加重，而且有的患者腰腿痛症狀像天氣預報一樣，天氣變化，腰腿痛就會發作。中醫講「寒主收引」，寒冷可以引起腰背腿部肌肉的緊張、痙攣和血管的收縮、缺血、淤血、水腫等，從而誘發、加劇腰腿痛。

預防腰腿痛，首先要懂得保暖。天氣寒冷，人體血液循環減慢，代謝物

質排泄也緩慢，肌肉受到冷的刺激以後，局部肌肉會保護性收縮，以避免過分散熱，這會導致神經、血管受壓，從而使疼痛加重。所以，不管是外出還是在家中都應該穿暖和，保暖防潮，有頸、肩、腰、腿痛的患者更應如此。中醫認為：寒勝則痛，寒主凝滯，氣血不通，經脈不暢，不通則痛。為此，生活、工作、學習的環境要乾燥、溫暖，特別不要睡臥在寒冷潮濕的地上，淋雨後要及時更換衣服，劇烈活動和出汗後不要立即沖冷水澡。冬天的床要溫暖，可用熱水袋或電熱毯，這些都可以起到預防和治療腰腿痛的作用。

其次，適當運動也可改善腰腿痛症狀。「動則升陽」，運動可以鼓舞人體的陽氣，促進氣血運行，腰腿肌肉的血液循環得到改善，可增強腰腿部的力量與靈活性，對於預防腰腿痛的發生很重要。運動時不要進行腰腿部的劇烈運動，避免造成腰腿部的損傷。中醫提倡冬季要「早臥晚起，必待日光」，說的是冬季運動，不宜起得過早，以免擾亂陽氣，最好是等太陽出來以後再運動，才能起到鼓舞陽氣的作用。

再次，保持良好的生活習慣對控制腰腿痛也有益處。站姿和坐姿對人的腰腿部造成的壓力最大，應避免長時間的站勢和坐勢，睡覺的姿勢以側臥為佳，保持髖關節、膝關節恰當屈曲位為宜。一般慢性腰腿痛的病人不宜睡過於鬆軟的床。睡前洗熱水浴、泡熱水腳，輔以按摩可迅速消除疲勞，對預防和治療腰腿痛都有較好的作用。值得一提的是，由於天氣寒冷，很多人喜歡晚飯後躺在床上看電視，這樣時間過長會造成腰部肌肉過度緊張，引起疲勞，應改變這一不良習慣。

另外，也可以輔助治療腰腿痛。「腰背委中求」，委中穴在雙腿膕窩凹陷處。腎俞位於腰部，當第二腰椎棘突下，旁開1.5寸。這兩個穴是治療腰腿痛非常有效的穴位，每天按摩這兩個穴位，每個穴位按摩5分鐘，或者採用拔罐的方式，都能起到很好的作用。

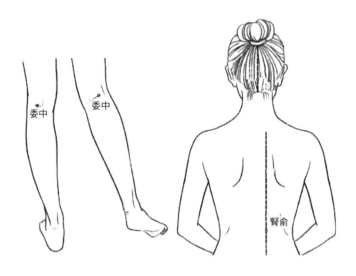

委中　委中　腎俞

防治膽囊炎，讓膽囊保持通暢

　　隨著人們生活水準的提高，吃得越來越好，餐桌上雞鴨魚肉應有盡有，美味享受了，膽囊的負擔也加重了，好多人都得了膽囊炎。據統計，50歲以上的人患慢性膽囊炎者占70%以上。患了膽囊炎時，平素只感到右脅部脹痛，或心窩處飽脹，噯氣、厭食、噁心，或見胃脘部灼熱，食油膩之物即感上腹部作脹，嚴重時大便泄瀉，常常是吃了高脂食物後有的發作，併發結石者則常有反復發作的膽絞痛。體檢時可見上腹部或右上腹輕度壓痛，如有膽囊腫大時則於右上腹可摸到圓形包塊。超音波檢查可見膽囊壁增厚、毛糙，膽囊內有結石影像。此病是老年人必須積極防治的重要疾病之一，如不積極治療，長期反復發作，可轉為急性膽囊炎，甚至惡變。

　　中醫認為，膽為「中清之腑」，負責貯存與輸送膽汁，凡飲食不節、過食肥甘厚膩或寒暑失調、情志不暢、蟲積內擾等均可致肝膽氣滯、濕熱內阻或肝失疏泄、橫逆犯胃、肝胃不和等而形成膽囊炎。

飲食可使膽氣通暢

飲食療法主要是防止膽腑氣機升降失常。慢性膽囊炎患者的飲食調整以低脂肪、高蛋白質、低膽固醇、高維生素為原則，食用油以植物油為主，少用或不用動物油，以保證足夠的營養和利膽功能。具體來說，應少吃或不吃肥肉、動物內臟，適量吃瘦肉、新鮮魚類、綠色蔬菜等，烹調使用菜籽油、大豆沙拉油等植物食用油。

大便通則膽氣降

中醫講，膽為少陽，奇恒之府，內藏膽汁，又為六腑之一，以通降為順，大便不通則胃腸壓力高，膽汁排泄不暢，膽汁鬱滯，容易併發細菌感染。保持大便通暢可使膽腑氣機順降，起到利膽作用，從而預防膽囊疾病。有大便祕結者可適量服用生大黃粉，每次3～5克，每日1～2次，有利膽消炎、暢通大便的作用。

心情好膽才能決斷

膽主「決斷」，為「五臟六腑之使」，任何不良情緒都會影響其「決斷」，從而使其功能失常。膽囊疾病病程較長，患病後不要過度擔心、憂鬱，宜保持良好的心態，樹立戰勝疾病的信心，心暢神怡，則氣機調暢，膽汁分泌與排泄得以正常，有利於本病的治療與恢復。

按摩陽陵泉和足三里

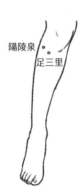

陽陵泉是膽經穴位，在膝關節外側凹陷處。按摩此穴可促進膽汁排泄，激發膽經疏泄生發之氣。足三里是胃經的穴位，此穴可以調節脾胃功能，兩穴合用，可以膽胃同調，對膽囊炎起到較好的治療作用。

刮痧治療膽囊炎

刮痧治療，方法簡單，使用方便，見效快，可根據情況選擇。刮痧選取的穴位和方法如下：

1. 刮足厥陰肝經和足太陰脾經：選取膝關節內側的曲泉（屈膝，當膝關節內側面橫紋內側端，股骨內側髁的後緣，半腱肌、半膜肌止端的前緣凹陷處）和陰陵泉穴，沿小腿內側向下經地機穴、三陰交穴，刮至太沖穴處。

2. 刮足少陽膽經：由陽陵泉穴向下沿小腿外側經膽囊點、懸鐘穴刮至丘墟穴處。

3. 刮足太陽膀胱經：由背部膈俞穴處沿脊柱兩側經肝俞、膽俞、脾俞刮至胃俞穴處。

4. 刮督脈：由大椎穴處沿後正中線刮至陽穴處。

5. 刮任脈：由胸前膻中穴處沿前正中線向下，經巨闕刮至中脘穴處。

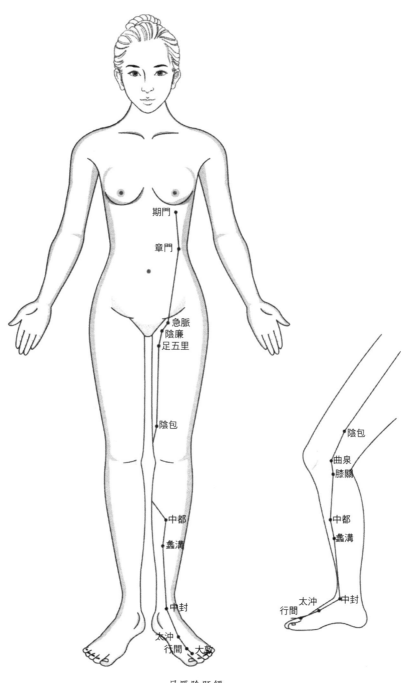

足厥陰肝經

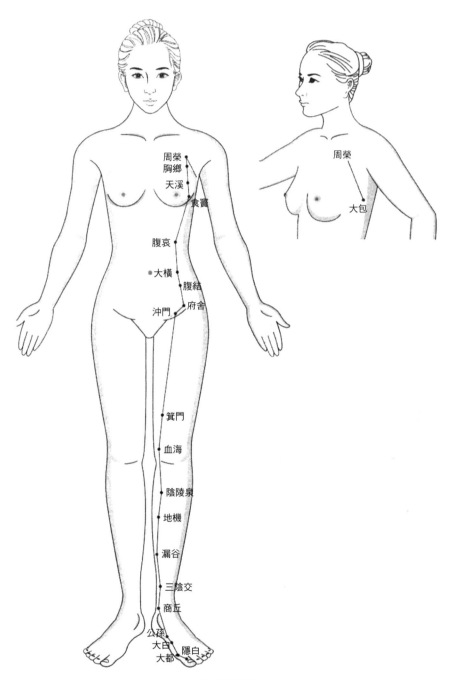

周榮
胸鄉
天溪
食竇
腹哀
大橫
腹結
沖門 府舍
周榮
大包
箕門
血海
陰陵泉
地機
漏谷
三陰交
商丘
公孫
大白
大都 隱白

足太陰脾經

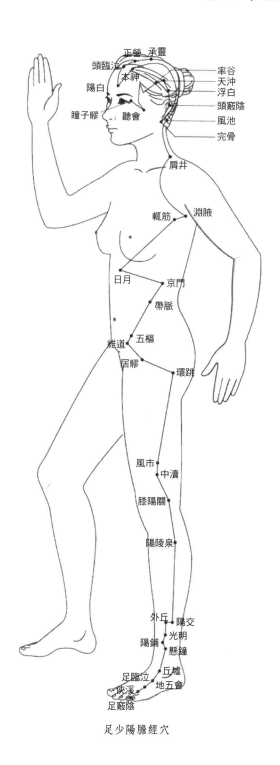

正營　承靈
頭臨泣
本神　　　　　　　　率谷
陽白　　　　　　　　天沖
　　　　　　　　　　浮白
瞳子髎　　　　　　　頭竅陰
　　　聽會　　　　　風池
　　　　　　　　　　完骨

肩井

輒筋　　淵腋

日月　　京門
　　　　帶脈

維道　　五樞
居髎　　　環跳

風市　中瀆
膝陽關
陽陵泉

外丘　陽交
陽輔　光明
　　　懸鐘
足臨泣　丘墟
俠溪　　地五會
足竅陰

足少陽膽經穴

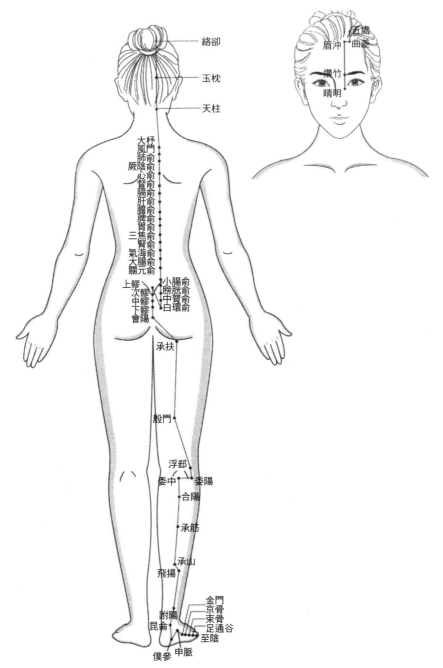

絡卻
玉枕
天柱

眉衝
曲差
五處
攢竹
睛明

杼鬥
大風
肺陰
心督
厥心膈肝膽脾胃
俞俞俞俞俞俞俞
三焦
腎
氣海
大腸
關元
上髎
次髎
中髎
下髎
會陽

小腸俞
膀胱俞
中膂俞
白環俞

承扶

殷門

浮郄
委中　委陽
　　合陽

　　承筋

　　承山
飛揚

　　　金門
　　　京骨
跗陽　束骨
昆侖　足通谷
　　　至陰
僕參　申脈

足太陽膀胱經

172

冠心病預防在先

60歲的萬先生是一家公司的主管，工作較忙，平時感覺胸悶氣短。來找路老就診前的一段時間，感覺睡眠減少，早晨出現心前區疼痛，到醫院檢查診斷為冠心病，冠狀動脈重度狹窄，建議架支架治療。但萬先生因害怕手術而未同意，要求保守治療，於是找到路老進行中醫調理。萬先生當時正值退休年齡，回家靜心調養了一個月後症狀緩解。他按照路老的建議每天步行一小時，練一次太極拳，晚上持續泡腳，以決明子、三七花、山楂泡茶飲用。一年後，萬先生的情況得到很大改善，日常活動時胸悶氣短的症狀消失了，能一口氣爬到三樓不覺氣短，再做心電圖進行複查時，情況也已經大為好轉。

現在患冠心病的人越來越多，我們每天為事業拚搏，沉湎於美味佳餚的享受時，冠心病——這一人類健康的「頭號殺手」正悄然向我們走來。一旦得了冠心病，即便窮盡所有治療手段，也很難徹底恢復。所以冠心病要預防在先，讓冠狀動脈血流永遠保持通暢是預防的關鍵。

冠心病是由於多種原因造成冠狀動脈粥樣硬化、狹窄甚則閉塞，引起心肌供血、供氧不足，輕者表現為胸悶不舒，活動後心悸、氣短，也有的患者沒什麼症狀，醫學上叫做隱匿性冠心病，一般在體檢時，由於心電圖出現異常才被發現，嚴重者可表現為胸痛、呼吸困難，喪失意識，甚至危及生命。讓人措手不及的是猝死，病人沒有任何先兆，突然隕命，來不及搶救。現代醫學對冠心病的治療主要是靠藥物擴冠、介入治療，這只能解決一部分症狀，不能從根本上解決問題。

根據冠心病常出現的症狀，中醫多從胸痺、胸痛、真心痛、心悸等方面來治療。中醫認為冠心病的胸悶、胸痛是由於絡脈不和，氣血不暢所致，所謂「不通則痛」。導致這種病理變化的原因很多，概括地說有以下幾個方面：

1. 老年陽氣不足或氣候寒冷，胸陽痺阻，心脈不通。

2. 長期飲食不節，過食肥甘厚味之品，內生痰濕，痺阻心脈。

3. 情志失調、氣機升降失常、氣血運行受阻，這些也常常成為冠心病發作的誘因。

現代研究認，為動脈硬化與血壓、血脂、血糖過高有關，從中醫角度來看，這類病人多屬痰濕偏重的體質，應注意避免高熱量飲食，宜清淡、均衡，不可過飽，要有規律，多食一些富含粗纖維的食物，不能過量飲酒，可少量喝一些紅酒或黃酒，長期持續下來，可以改善痰濕體質，減緩動脈硬化的進程。

路氏養生妙方之

「吃、喝、泡」防冠心病

1. 用荷葉10克、薏仁30克、山楂10克、白米60克熬粥，每晚吃一次，以降低血脂，預防冠心病。

2. 決明子3克、三七花2克、山楂3克，開水沖泡代茶飲。

3. 丹參15克、紅花10克、川牛膝15克，水煎、去藥，水泡足，每晚一次，每次30分鐘。

在日常生活方面，冠心病患者要注意適當運動，不能劇烈運動，許多病人就是劇烈運動後發病的。運動要有規律，不能三天打魚，兩天曬網，應選擇合適的運動方式，持之以恒才能有效果。另外，順應自然很重要，不同的季節要有不同的運動計畫。有一句話叫「跟著太陽走」，春夏季節要適當早起，冬天氣候寒冷，要適當晚起。路老推薦的運動方式有太極拳、八段錦、五禽戲、散步等相對平緩的運動。

調節情志對冠心病的預防也有積極意義。中醫講，怒傷肝、思傷脾、喜傷心、憂傷肺、恐傷腎，過度的情志刺激會影響五臟功能。五臟是一整體，心為五臟之主，調節情志、平和心態，才能達到養心的目的。

另外，冠心病發生的原因不同，治療也各有不同。中醫強調辨證論治、個體化治療，治療方案要體現整體觀念。現在有些病人往往自作主張，認為要預防冠心病可以常吃蘇合香丸或人參蜂王漿等補品，其實這並不適合所有的冠心病患者，有的還可能因為亂吃藥、亂進補而加重病情。患了冠心病應及時到醫院檢查，讓醫生辨證治療。

經常進行穴位按摩也能在一定程度上預防冠心病，可按摩的穴位有：血海穴、內關穴、魚際穴。

血海是肝經穴位，在膝關節內側偏上，有活血化淤的功效。用雙手掌心對準膝關節，左手對右膝，右手對左膝，手指朝上，拇指所對部位即是。

內關是手厥陰心包經穴位。中醫講，心的疾病要從心包經入手，通過調節心包穩定心臟，一些胸悶、心慌症狀，通過按摩內關能得到改善，「心胸疾病內關尋」講的就是這個道理。內關穴在腕橫紋上兩寸，兩條筋之間。

魚際是手太陰肺經上穴位，在拇指第二掌骨魚際中點，能調理肺氣，使氣機順暢，改善心脈運行。

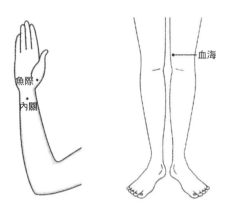

魚際
內關
血海

經常失眠？告訴你幾招自我療法

人的一生大約三分之一的時間在睡眠中度過，如果總是失眠，會給人帶來無盡的煩惱，還會影響健康，甚至引發諸多疾病。研究顯示：成人睡眠不足4小時，死亡率是正常人的180%。因此，睡眠對於每個人來說非常重要，只有睡得好，才能保證身體健康。

下面將介紹幾種家庭常用的改善睡眠的方法：

1. 緩解壓力。學生考試升學的壓力、中年人工作與家庭責任的重負、更年期婦女的心理障礙等，都可能造成失眠。因此要學會自我減壓，放鬆情緒、調整心態，通過與人交流傾訴的方法宣洩，培養承受挫折與打擊的能力，保持心情舒暢、解除煩惱、消除思想顧慮。晚上不要回憶白天不愉快的事情，想些高興的事，還要避免睡前劇烈的體力活動和過度的腦力勞動。

2. 每天做中等強度的運動，但要在白天做，不要在晚上做。通過運動緩和交感神經系統是改善睡眠障礙的良方。

3. 選擇合適的晚餐。晚餐要吃得清淡，如新鮮蔬菜、水果，少吃刺激性食物。可以睡前喝杯加蜂蜜的牛奶，有助安眠。不要吃辛辣的食物，減少咖啡因

的攝入並戒煙，晚餐忌食豐盛油膩的高脂肪食物。

4. 每晚臨睡前洗個熱水澡以幫助自己建立規律的睡眠週期，泡個香精油澡或者海鹽澡會更好。按摩也可以促進睡眠，可以每天按摩太陽穴、百會穴數次。

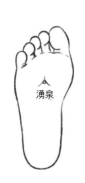

湧泉

5. 每晚睡覺前用木梳梳頭5分鐘，每天晚上足浴30分鐘，然後搓揉腳心湧泉穴10～20分鐘。

6. 足部反射區按摩，重點按壓腎、心、肝、失眠點、大腦、垂體、三叉神經、甲狀旁腺、性腺，每個反射區按壓5～8秒。

7. 將朱砂研為末，加糨糊適量調勻，置於傷濕止痛膏上，貼敷於湧泉穴上，每晚1次。

8. 按摩一組穴位：百會、太陽、風池、翳風、合谷、神門（該穴位於手腕部位，手腕關節手掌側，尺側腕屈肌腱的橈側凹陷處）、內關、外關、足三里、三陰交、湧泉。每次選2～3個穴位，一般上下相配，程度以酸脹為度，按摩3～5分鐘。

9. 睡前可以聽聽音樂。舒緩的音樂有治療失眠的功效，可以使血壓和脈搏正常，降低神經緊張。

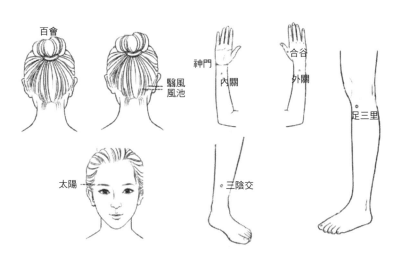

10. 練太極拳可以調整神經功能活動，使高度緊張的精神狀態得到恢復，達到陰陽平衡。

11. 臍療。可取酸棗仁粉，放在肚臍中，外用傷濕止痛膏固定，1日1換。

12. 吃些對睡眠有幫助的食物。如香蕉、溫牛奶、蜂蜜、馬鈴薯、燕麥片、杏仁、亞麻籽、全麥麵包、火雞等。

有些人長期失眠，嘗試了各種方法都收效甚微，這時不妨試一試刮痧。

刮拭的部位：以督脈、足太陽膀胱經為主，穴位有百會、風池、大椎、肩井、心俞、腎俞、內關、足三里、神門等。

刮拭方法：首先循督脈、足太陽膀胱經、足少陽膽經，重點刮百會、風池、風府（頭部可直接隔著頭髮刮）。然後刮頸側至肩井一帶，重點刮肩井穴。最後沿脊柱及脊椎旁開3寸，從風池、啞門刮至腰陽關、大腸俞穴處。

療程：7日刮1次，每4次為一療程，可連續治療2個療程。

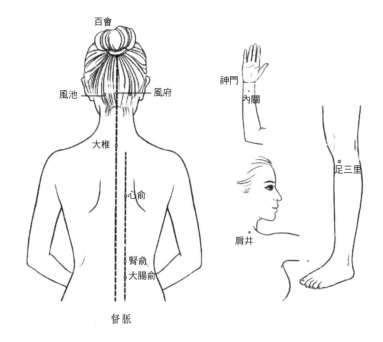

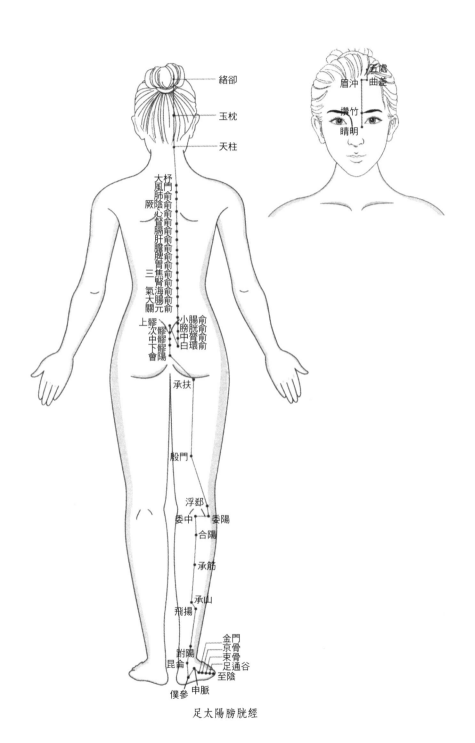

絡卻
玉枕
天柱

五處
眉沖 曲差
攢竹
睛明

杼門
大風俞
杼肺俞
厥心俞
陰膈俞
肝俞
膽俞
脾俞
胃俞
三焦俞
腎俞
氣海俞
大腸俞
關元俞

小腸俞
膀胱俞
中膂俞
白環俞

上髎
次髎
中髎
下髎
會陽

承扶

殷門

浮郄
委中　委陽
合陽
承筋
承山
飛揚
金門
京骨
附陽　束骨
昆侖　足通谷
至陰
僕參　申脈

足太陽膀胱經

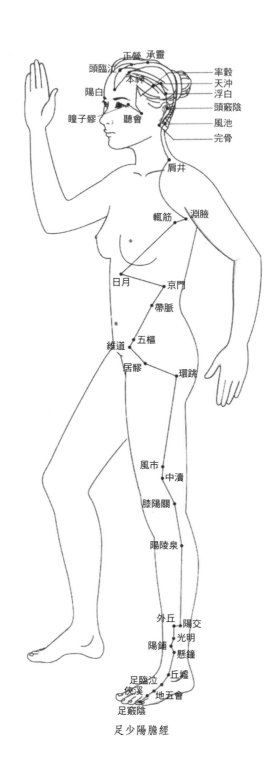

正營 承靈
頭臨泣
本神
陽白
瞳子髎 聽會

率谷
天沖
浮白
頭竅陰
風池
完骨

肩井

輒筋 淵腋

日月 京門
帶脈
五樞
維道
居髎 環跳

風市
中瀆
膝陽關
陽陵泉

外丘 陽交
光明
陽輔 懸鐘
丘墟
足臨泣
俠溪 地五會
足竅陰

足少陽膽經

路氏養生妙方之

巧用花椒

每天睡覺前，在泡腳的熱水中加入花椒可祛寒、活血通脈，對治療失眠或高血壓有一定輔助效果。

降血糖，從綜合調理入手

糖尿病以多飲、多食、多尿、形體消瘦為特徵，中醫稱為消渴病。糖尿病因其引起心腦血管併發症而影響人們的壽命和生活品質，越來越受到人們重視。

中醫認為糖尿病的發生和飲食有關，《黃帝內經》提出「數食甘美而多肥，肥者令人內熱，甘者令人中滿」。唐代醫家孫思邈曾指出糖尿病人慎者有三：一飲酒、二房事、三鹹食及麵。唐代的王燾還提出了限制米食、肉食及水果等理論。這些對於我們防治糖尿病都有一定的指導意義。飲食控制對治療糖尿病十分重要，古代醫家均認為不節飲食「縱有金丹亦不可救」。

王女士，68歲，患「糖尿病」已3年，曾口服二甲雙胍、達美康等藥物治療，血糖控制不理想，出現口乾多飲、尿量頻多、眩暈耳鳴、倦怠乏力、潮熱盜汗、肢體麻木等症狀，已出現併發症。路老診斷其為陰虛燥熱、淤血內結，給予滋陰潤燥清解、活血化淤法治療後，血糖降低，繼續用藥一段時間，並囑其節制飲食，飯後活動半小時，2個月後血糖降至正常數值，肢體麻木症狀也有好轉。

在治療糖尿病上，歷代醫家於長期醫療實踐中還總結出不少藥膳驗方：

路氏養生妙方之

食療糖尿病

1. 豬胰臟1只，低溫乾燥後研成粉狀，每次服9克，每日2次。

2. 三豆飲。綠豆100克、黑豆50克、紅豆50克，煎湯服用。

3. 苦瓜炒肉。鮮苦瓜100克、瘦豬肉50克，武火炒熟後食用。應當注意的是，服用這些驗方時也應將其計算在每天攝入的熱量中。

　　控制血糖還要配合運動。隋朝巢元方在《諸病源候論》中提出，消渴病人應「先行一百二十步，多者千步，然後食」。《外台秘要》亦強調「食畢即行走，稍暢而坐」，主張每餐食畢，出庭散步。說明適當運動是防治糖尿病的有效措施之一，這一點和現代醫學的認識是完全一致的。糖尿病患者的運動方式和運動強度要適當，應在醫生指導下循序漸進，以不疲勞為度，不能強所不能。運動的方式多種多樣：散步、快走、健身操、太極拳、游泳、老年迪斯可等。運動強度過大或活動時間太長引起勞累都會使病情加重，尤其是嚴重缺乏胰島素的患者及合併冠心病、腎臟病患者，更應該限制活動量。太極拳的特點有輕鬆、自然、舒展、柔和，是糖尿病患者最為適宜的運動之一。

修養心性有助降低血糖

糖尿病的發生和發展都和情緒有一定的關係，因此，糖尿病患者要正確對待生活和疾病，「節喜怒，減思慮」，保持心情舒暢、氣血流通，有利於病情的控制和康復。

糖尿病在目前來講，還是一種不能完全治癒的疾病，但通過中西醫積極防治，可以使血糖長期穩定，減少或不出現併發症，甚至完全不影響壽命。曾有一位糖尿病患者，每天堅持打太極拳，服用生脈散加苦瓜膠囊，二十年如一日，活到九十三歲而終。

中醫對糖尿病注重整體調節，輕者可採用單純中藥配合飲食加運動的療法，對於重症患者以及伴有慢性血管、神經併發症者，應遵醫囑，可採用中西醫結合治療。

穴位按摩治療糖尿病

常選的穴位是魚際、太溪、足三里。魚際穴是肺經滎穴，可以瀉肺火；太溪是腎經穴位，有滋腎陰作用，二穴合用可以滋陰降火。足三里是胃經和穴，按摩可以促進胃腸吸收，對糖原分解非常有幫助。

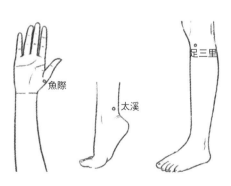

刮痧治療糖尿病

刮痧可作為早期糖尿病的輔助治療。

刮痧的方法：主要是刮肺俞、胰俞、脾俞、命門、三焦俞、腎俞。可從上向下刮痧。出痧即止，手法要輕。

刮痧的注意事項：糖尿病患者抵抗力低，容易感染，傷口破潰不易癒合，故刮痧時要嚴格消毒，手法掌握以皮膚不破潰為原則。

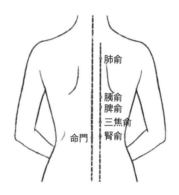

如何防治蕁麻疹

一些過敏體質的人每到換季的時候或飲食稍不注意，全身即會出現蕁麻疹，雖經治療，仍很難根除。

路老曾接診一位54歲的王女士，她每到春天即發全身蕁麻疹，連續發作已5年，伴有瘙癢，嚴重時不敢出門。路老看其顏面通紅，舌苔薄白，診斷屬春季陽氣升發太過，肝氣旺，肝火擾動血分，血熱妄行而致蕁麻疹，經路老給予清肝解鬱涼血的方法，治療兩週，全身蕁麻疹就消退了。後隨訪，蕁麻疹未再發作。

蕁麻疹是多種原因所致的一種常見皮膚、黏膜血管反應性疾病，臨床上以皮膚、黏膜的侷限性、暫時性、瘙癢性潮紅斑和風團為特徵，在身體的不同部位出現一塊塊形狀、大小不一的紅色斑塊，伴有瘙癢，嚴重者有發燒、腹痛、腹瀉或其他全身症狀。引起蕁麻疹的原因很多，寒冷、暑熱、精神緊張、日光照射、接觸水或出汗後，接觸異體血清、某些疫苗、藥物等均可引發蕁麻疹，女性月經前、中期，因為黃體素的原因也會出現蕁麻疹。

關於蕁麻疹的防治，首先要避開過敏原，如果是某些藥物或食物所引起的，應立即停用，對可疑致敏原應儘量避免接觸。若是寒冷型蕁麻疹，則應注意保暖，立即停止接觸冷水。

下面介紹幾個簡便的防治方法：

1. 食物過敏所致的蕁麻疹可用紫蘇30克煮水喝。

2. 治療蕁麻疹的瘙癢，可將桃葉陰乾，搗碎放入紗布袋中，置於浴缸內，將水煮沸注入浴缸，待冷卻至適當溫度後，身體慢慢浸泡在浴缸中洗浴。

3. 黑芝麻可改善體質，增強體力，強化肌膚，常吃黑芝麻醬可預防治療蕁麻疹。

4. 枇杷葉30克，放入500毫升水中煮沸，待煮汁冷卻，用此清洗患部。也可以將枇杷葉放入紗布袋中，放入浴池中用作入浴劑洗浴。

5. 保持大便通暢，便祕者可用適量番瀉葉，開水沖飲，也可口服防風通聖丸。

6. 可多吃含有豐富維生素的新鮮蔬果，多吃鹼性食物如葡萄、綠茶、海帶、番茄、芝麻、黃瓜、胡蘿蔔、香蕉、綠豆、薏仁等。多休息、不要過勞、適度運動。

7. 在大椎、風池、風府、肺俞、脾俞、腎俞等穴位按摩或膏藥貼敷，也能緩解或預防蕁麻疹。大椎即脊背部第七頸椎體下凹陷處，風府穴在頸部後正中線，順著頸椎向上摸，到頭骨下面凹陷處即是。風池穴是順著頸椎兩側向上

摸，頭骨下面凹陷處。肺俞、脾俞、腎俞位於膀胱經（脊柱旁開2寸）第三、十一、十四椎位置。可以按摩大椎、風池、風府穴，每天2次，每次5分鐘，也可在肺俞、脾俞、腎俞處拔罐或使用灸法。

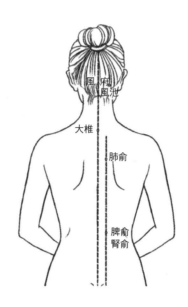

心情好了，病就好了一半

　　喜怒哀樂是人之常情，但不可太過，太過了會生病。中醫認為，大部分疾病與人的情志有關，中醫的經典著作《黃帝內經・素問》中認為，情志是非常重要的致病因素，書中寫道：「百病生於氣也，怒則氣上，喜則氣緩，悲則氣消，恐則氣下……驚則氣亂……思則氣結。」喜、怒、憂、思、悲、恐、驚是人正常的情志變化，又稱做「七情」，是人體對外界刺激或內源性刺激的正常反應。這種刺激過於強烈、持久，超過人體所能調節的範圍時，就會引起臟腑的氣血紊亂，導致疾病。

　　惱怒也就是我們所說的生氣、發火，這種情志變化會直接導致人的內分泌紊亂、免疫功能下降。如人經常生氣，會使腦血管的壓力增加、血壓升高、血管損傷，進而影響全身的血液循環；生氣時皮膚循環受到影響，毒素排泄不暢，可出現色斑；女子生氣導致內分泌紊亂，甲狀腺、乳腺、子宮等受到影響，可發生甲狀腺瘤，甲狀腺功能亢進，乳腺增生、結節、子宮肌瘤等。長期生氣還可發生胃潰瘍、冠心病、肝病、肺病等。總之，生氣是各種疾病的元兇，也是病情加重的主要因素。

　　臨床上我們也看到很多疾病與情緒相關。

　　曾遇到一位男性病人張某，54歲，患高血壓、冠心病已五年，經常因心情不舒而誘發胸前區憋悶疼痛，同時伴有心慌、頭暈頭痛、左半身麻木、大便乾燥等。路老認為該患者原有高血壓、冠心病史，中醫屬於肝腎陰虛、肝陽上亢，又因生氣引起心火擾動、心肝火旺、熱壅血淤而致心絞痛。病雖然發生在心臟，但情志的擾動與肝有關，路老將肝之病變所引起的心絞痛稱作肝心痛，於是治療從肝入手，採取平肝潛陽、涼肝息風的方法治療。之後病人心痛緩解，血壓也基本恢復正常。由於病發與情志相關，後續治療始終不離開肝，故路老又使用了疏肝理氣、活血通脈法善後。治療後，症狀消失，心電圖也恢復正常。這一案例說明，情緒異常所導致的心痛發作，治療關鍵在於肝，因為肝主疏泄情志，情志異常先傷肝，故調情志也應從肝臟入手。

　　古今養生家和醫家都非常重視七情對人體的影響，把調解情志看做治病的良藥，認為「行寬心和是一藥，心靜意定是一藥，憤恨自製是一藥，解散思慮是一藥，恬淡寬舒是一藥」。路老主張，想要保持良好的心態，首先要胸懷寬廣、要胸中有大愛。具體應做到：

　　1. 涵養心性，調整需要和欲望。《黃帝內經》告誡我們：「恬澹虛無，真

氣從之，精神內守，病安從來。」貪求無厭、非分之想，是養生大忌。

2. 以豁達的心境接近自然，熱愛生活，做到襟懷坦蕩，少欲寡思心開朗。

3. 鍛鍊抗壓力。生活中不可能時時順心、事事如意，對挫折和不幸要有思想準備，遇到煩惱時要沉著冷靜，不要耿耿於懷，或反唇相譏、怒氣傷人。路老常通過讀喜歡的書，讓心境頓覺爽朗，抑鬱煩惱也就煙消雲散了。

4. 有效安排生活。根據自身的具體情況、實際需要和可能，安排好各類生活。特別是老年人應有「老驥伏櫪，志在千里」的思想，人老心不老，在力所能及的情況下發揮自己所長，做點實事，這樣就能從中找到精神寄託，促進身心健康。孫思邈強調調養情志「嗇神愛氣」，即珍惜和保養精神、愛惜和養護元氣。他認為人的精神就像一個國家的君主或元首那樣重要，所以要重視思想情志的修養，喜怒哀樂均應適度，尤其要戒大怒、大憂、大悲、大恐、大驚，任何情況下都要注意保持良好的心態。無論做什麼事，都要以不傷元氣為原則，全身氣血流暢，人體臟腑及各器官的功能健全，陽氣充沛，人體自然無病。陶弘景在《養生延壽錄》中指出：「養性之道，莫大憂愁大哀思，此所謂能中和，能中和者必久壽也。」

總之，精神因素既是致病的原因，又是治病的良藥，所以路老對每個病人都反復囑咐：「一定要心平氣和，不要急躁，只要心情好了，病就好了一半。」這也是路老多年來的臨床經驗總結，對我們每個人都是一個警示！

Notes

Notes

Notes

國家圖書館出版品預行編目資料

養氣血先養脾胃：中醫大師無病到天年的養
生方 / 蘇鳳哲, 路潔作. -- 初版. -- 新北市：世
  茂, 2018.11
  面；　公分. -- (生活健康；B444)
ISBN 978-957-8799-47-9(平裝)

1.中醫　2.養生

413.21　　　　　　　　　　　　107013426

生活健康B444

養氣血先養脾胃：中醫大師無病到天年的養生方

作　　　者／蘇鳳哲、路潔
總 顧 問／路志正
主　　　編／陳文君
責任編輯／楊鈺儀
封面設計／李小云
出 版 者／世茂出版有限公司
地　　　址／(231)新北市新店區民生路19號5樓
電　　　話／(02)2218-3277
傳　　　真／(02)2218-3239（訂書專線）、(02)2218-7539
劃撥帳號／19911841
戶　　　名／世茂出版有限公司
世茂官網／www.coolbooks.com.tw
排版製版／辰皓國際出版製作有限公司
印　　　刷／祥新印刷股份有限公司
初版一刷／2018年11月

Ｉ Ｓ Ｂ Ｎ／978-957-8799-47-9
定　　　價／350元

本作品中文繁體版通過成都天鳶文化傳播有限公司代理，經石油工業出版社有限公司授予世茂出版有限公司獨家發行，非經書面同意，不得以任何形式，任意重制轉載。

Printed in Taiwan